腸を元気にすると人生が変わる。

——水素で腸から元気になる。

医学博士
星子尚美

パピルスあい

ドクター星子の健康腸寿のススメ

私は医者として、人として、みなさんに健康で長寿な人生を過ごしてほしいと切に願っています。

私は医師という仕事を選び、人の生命にかかわることに従事しました。そこに理想の医療を追求していこうと思ったからです。ところがしばらくして、医療という現場での限界が見えてきました。その限界に立ち向かいながら、医師として悩む日々が続きました。

そして、私自身が乳ガンに倒れることで、真の医療とは何かを見つけることができたのです。それは人間として正しい道を歩むことでした。

現代は豊かな生活ができ、快適な毎日を送っているように思われがちです。

しかし、ちょっと立ち止まって考えてみると、身の回りには本当に安心・安全なものがあるのだろうかという疑問が湧いてきます。

私が子どもの頃はまだあちこちに自然が残っていました。それがそのうち食べるものをはじめとして生活環境が激変していきました。木造の建物では、四季の移り変わりが感じられたカラダに良い暮らしがありました。鉄筋の建物になると、夏は冷房の効いた部屋で、冬は暖房の効いた部屋で1日中を過ごすようになりました。和食から洋食へと変化し、和室から洋室へと移り変わる環境は、日本人本来の健康なカラダを病気になりやすいカラダへと変えていきました。それは現代人のカラダが冷えてしまい、カラダを痛める原因の基を作ったからです。生活環境の変化、生活習慣のあり方が生活習慣病を発症させているのです。

私はまず食に注目し、「食育」という視点から、カラダに向き合いました。それは、予防医療への着眼でもありました。病気にならないカラダを作ることがもっとも大切だからです。

人体のメカニズムを知ると、私たちのカラダは活性酸素が影響して、病気になりがちだということが分かります。そこでは「腸」が重要なポジションを占めていて、健康なカラダは「腸」を正常に働かせることで生まれるということが理解できます。活性酸素は息を吸うだけでも発生してしまいます。それを抑えるためには、抗酸化物質の豊富な食物を摂り、生活環境を整えることが大切なのです。

食べものや生活習慣を変えるだけでは、なかなかこの活性酸素を退治することはできません。そこで注目されるのが２０１６年に、その吸入治療法が厚生労働省の先端医療Ｂとして承認された「水素」です。私は「水素」を予防医療に役立てています。病気が再発しないカラダ作り、病気にならないカラダ作りへの「水素」はまさに救世主といえます。

みなさんにはセルフメディケーションで健康なカラダを作っていただきた

いと思います。自分のカラダのことは自分で知り、毎日の生活の中で健康を維持していただきたいからです。本書には病を未然に防ぐ「予防医学」の立場からセルフメディケーションへの道を示し、具体的な方法も書きました。私が特に心配しているのはお母さんたちのことです。お腹に赤ちゃんがいたり、子育て中のお母さんは自分のカラダはもちろん、赤ちゃんや子どものカラダのことへも気を配ってください。その子たちの健康な将来はお母さんに委ねられているのです。これからお父さん、お母さんになられる方々に、これからの人類を導く大切な役目があることを認識してもらいたいと思います。

日本には四季があり、自然と調和する生活がありました。「腸寿」とは腸を元気にする日本の伝統的な食や暮らし方を見直したいという私の思いを込めた言葉です。

みなさんには、ぜひ本書をお読みになって、健康腸寿な人生をまっとうしていただきますように。

目次

1

予防こそ最良の医療

―自分がガンになって分かったこと―

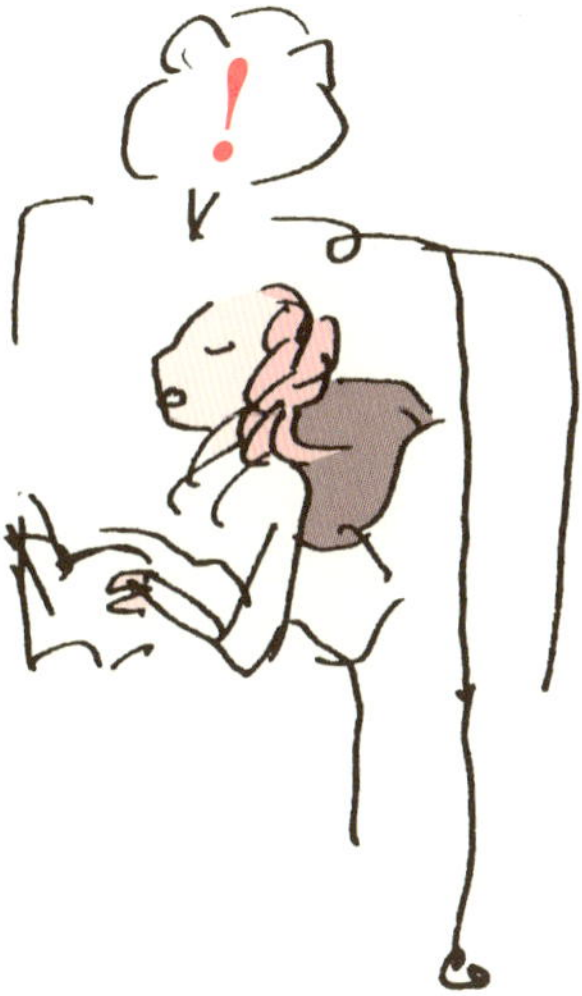

なぜ、私は医者になったのか

私の父は、熊本で病院を開業していました。父は若いときから苦労して育ったため、厳しい中にも優しさをもった人情豊かな父でした。戦時中は軍医でもあり、父の厳しさは当時子どもだった私には「なんて頑固で怖い父親だ」としてしか映っていませんでしたが、自分が親になって初めて分かるやさしさだったと、今になれば理解できます。

父は赤ひげのような医者でした。患者さんは父の顔を見るだけでも治るとも言っていました。本当に身を粉にして働いていた町医者でした。警察医のボランティアもしており、事件のたびに昼夜を問わず、呼ばれれば食事のときでもすぐに検死に行きました。そして難事件の変死などを明快に解決しました。腕前と検死の数は誰にも負けないくらいでしたが、すべてボランティアです。寝る暇もないくらい忙しかった父の姿を見て、私には真似できないと思いました。

私が大学生の頃だったと思います。故郷の熊本で初めての世界検死学会がありました。父の検死の功績が認められたのでしょう、アメリカからはケネディ大統領やマリリン・モンローを検死した医師たちが熊本の実家へ会食に来られて歓談しているのを、びっくりしながら聞いていた記憶があります。

私も検死に連れて行ってもらったことがありましたが、「二度目の検死はない」と思うほど異様な独特の雰囲気を感じました。その後は食欲もなくなりました。父は「火事での検死をした後は、焦げた焼き魚はいただけない」などと言いながら食事をとっていた記憶があります。

私は幼い頃から活発に動く女の子（おてんばということ）でしたので、ガラスで腕を切るなどケガが絶えませんでした。小学校5年生の体育の時間のときです、飛び箱を跳んだまではよかったのですが、一回転半して頭から落ち、頸椎損傷になってしまいました。動くことも話すこともできず、半身不随の状態で半年間寝ていました。医師である父と叔父が話し合って父が自然治癒力にかけたのでした。その後、奇跡的に手足が動くようになり、装具を付けて学校に通学できるようになりました。今では肩こり程度にまで回復していきます。人間のカラダの不思議さは神秘としかいい表せません。自然治癒力の偉大さに畏敬の念までもちます。

半身不随になりかけていたときに、人の役に立つ仕事はなんなのか真剣に考えました。いつも父の働きを見ながら育ち、父は親としても、医師としても尊敬できる人でした。私には、医師になること以外あまり選択肢がなかったのです。それだけ、父の影響力があったのだと思います。

私が還暦のとき行われた熊本の小学校の同窓会で、卒業文集を見せてもらいました。そこには将来なりたい職業に医者と書いてありました。記憶から遠のいていたことが、鮮明に蘇ってきました。子どものときの決意が、大人になっての自分自身を形作っているのだなと、つくづく感じました。

ガンを治す治療法を見つけたい

医師を目指した私は、東京女子医科大学を卒業後、熊本大学医学部放射線医学の大学院に行き研究しつつ、病院に勤務しました。父から内科、外科、整形外科、皮膚科、小児科、救急医療などさまざまな分野の特訓を受けながら、大学と病院に通っていました。大学の研修時代は放射線科の医局にいましたので、ガンの患者さんがほとんどでした。

今から35~36年前ですが、ガンの治療には抗ガン剤と放射線と手術の3大治療しかありませんでした。研修医である私は、上司の医師に教えを乞いながら治療していくわけです。しかし、私が受け持った患者さんは、残念ながらどなたも帰らぬ人となりました。

そのような折に、上司であり、私の小さい頃から父の病院を手伝っていただいていた放射線科の恩師である助教授がガンになりました。大腸ガンで肝臓に転移をしていました。助教授は駆け出しの研修医だった私に「自分の主治医になって、今できる現代医療のあらゆる治療を施してみなさい。その中でこれはいいと思ったら教えてあげるから」とおっしゃいました。

私には荷が重すぎるので、経験豊富な医師に頼んでくださいと、最初はお断りしました。すると「純粋な気持ちで治療をしてくれる医者でないとダメだ。責任はぼくがとるから心配しないでいい。君がいいと思う治療をしてくれ」と言われ、その時代でできる現代治療の最先端のことを必死で探してきては治療を試みました。しかし、結局治すことはできませんでした。抗ガン剤や放射線療法のみでは完治できないことを思い知らされました。最期に「血圧が下がりだしても何もするな。自然に逝くから」と、にっこりと笑って亡くなられた助教授の死にざまは、今も脳裏に焼きついています。身をもって教えてくださった助教授には感謝しかありません。

私は自分の無力さに落ち込み、人を助けるどころか、今の3大治療をしていては人殺しを重ねることになる……と、医師として当時の医療を進んで行う自信がまったく消え失せてしまいました。

再び勤務できるか悩み苦しみ、自宅で臥せていたときに、大学病院で最後に主治医として受け持った肺ガンで亡くなられた70代の患者さんの息子さんが自宅に訪ねてこられました。その方は、亡くなったお父さんが最後の力を振り絞って書いてくれた私への遺書的手紙を渡さなければと、宮崎から埴輪のお土産と一緒に持って来てくださったのです。その埴輪は今でも実家の玄関に、ずっと飾られています。

遺書には「ありがとうございました。先生に最期を受け持っていただいてよかった。どうか立派な医師になってください。感謝。これ以上はもう書けません」と最後の力を振り絞って書いたと思われるミミズの這ったような字体で書かれていました。

その手紙で私の魂は救われました。やはり医師は辞められない。ガン患者の方々を治す治療法を見つけていこうと決心しました。

私自身が乳ガンになる

ガンをもっと違う方法で治す治療法がないかと思い、自分なりに勉強はしていました。医学生の頃から漢方など西洋医学以外の治療法にも興味をもっていたので、**ガンに対してはいろいろな治療を行ったほうがいいと考え、海外で行われるさまざまなガンの治療法を探しました。その中で私が確信をもてる治療法で、かつ患者さんが希望し要望があった治療を行うようにしようと思いました。**

結婚して故郷の熊本を離れ、静岡県の三島市に病院を開業し、内科医として医療に携わることになりました。開業医として、父から受けた特訓を活かそうと思いました。ところが開業してすぐに、熊本にいる父が肝臓ガンになってしまい、余命1年と宣告されました。父はもともと外科医だったのですが、手術も、放射線治療も、化学療法も行わないでほしいという意志でしたので、私が勧めた免疫を高める療法や食事療法、サプリメント療法を実施していました。その後5年ほど元気に暮らしていました。最期は痛みを一度も訴えずに84歳で穏やかに亡くなりました。最後のお正月に父は、「本当に自分はガンなのか」というぐらい元気だったのです。

このようなこともあって、西洋医学、東洋医学に囚われず、患者さんを総合的に心身両方を診る治療をいつかやってみたいという気持ちは、ますます強くなっていきました。そして、開業して5年すぎてから、患者さんのニーズに応えるかたちで自由診療部門も立ち上げました。

日本での診療方法は保険診療と自由診療に分けられています。ガン治療などで厚生労働省の承認した薬や治療にとらわれない治療は、保険適用外（自由診療）とされます。病気の原因となる生活習慣の改善や「身体の免疫力を上げる治療法」を主体に、治療効果が認められている最先端医療を取り入れることを目指したクリニックも、自由診療科となります。

自由診療科でさまざまな治療法を勉強しながら患者さんの治療に専念していたとき、今度は私が乳ガンになってしまいました。左右の乳房ともに浸潤ガンで、リンパ節にまで転移していました。私は抗ガン剤も放射線も使いたくないと、主治医に伝えました。そして、外科手術をしてガンを摘出しました。

放射線治療の怖さを知ってほしい

私は放射線専門医師であったのに、自らの治療に放射線治療をしませんでした。それは本当に医療放射線被曝の恐ろしさを見て来ているため、よけいに放射線の被曝には敏感なのです。

乳ガンの原因は諸説ありますが、1995年、化学者で医師のジョン・W・ゴフマン博士は「アメリカの乳ガンの4分の3は医療用の放射線被曝によるものである」と発表しています。同年、アメリカでは新たに18万2000人の女性の乳ガン患者が発生しています。乳ガンの発生を予防するには、放射線被曝を減らすことも、とても大事な要素です。1945年、日本に原子爆弾が投下されましたが、その後、日本では乳ガンの発生率が40%も増加し、膵臓ガンに関しては12倍も増加しています。

元米国環境保護協会のシェイ・M・ゴオルド博士は、米国ガン学会、米国厚生省、疾患コントロールセンターの団体からも資料を集め分析した結果、人工の核物質による汚染が空前のガン増加を引き起こしていると述べています。特に、乳製品においては放射能汚染物質が濃縮されているのです。このような事実があるにもかかわらず、検診やガンの経過観察で、かなりの頻度でCTやマンモグラフィーを受けている。とても、ガンが減るはずがないと思える現状です。そのほか多数の真実を、患者さんは知り得ておらず、医師も真実を知らない方が多いようです。

ガンに対する放射線治療回数は決められています。しかし最大限の限界まで被曝し、そのために免疫が落ちて、再発を助長しているとしか思えない事例もたくさん見てきました。

ノーベル物理学賞、ノーベル化学賞を授与されたマリ・キュリー（通称・キュリー夫人）は、現在放射線治療に使用されている人工放射能コバルトではなく、ラジウムを発見しました。自然界のラジウム温泉は無害ですが、ガンの放射線治療には人工放射能であるコバルトが使われています。害があるのが分かっているにもかかわらずです。免疫学の大家である故・安保徹先生も、「抗ガン剤や多量の放射線を浴びると免疫を司るリンパ球が減少する」と著書に記されています。

マリ・キュリーは、ポーランド人。24歳でパリへ移住、28歳で天才科学者と呼ばれていたピエールと結婚。2人は研究に没頭します。ピエールとの研究で彼女はラジウムを発見し、原子物理学に大きな進歩をもたらしたとノーベル物理学賞を受賞します。後に、ノーベル化学賞を、ラジウムとポロニウムの発見によって受賞。初の女性ノーベル賞受賞者となり、また異なる分野で授与された最初の人物となりました。

真実は少数の者しか知らないと伝わりにくいものです。多数派の意見は、真実ではなくともあたかも本当のように伝わり、それが常識として世の中に広がり、当たり前のようになってしまっています。そのため、本当のことを知ろうとする姿勢が、自分のためであり、世の中のためにもなることを、治療前にみなさんには考えてもらいたい……と、私はいつも思っています。

私のような権威や肩書のない医師が、このような話をしても信じられないかもしれません。有名な大学病院の教授や有名人がテレビで検診を勧めたり、放射線治療を勧めたりすると、すぐ広まり「効果がある」と飛びついてしまうのが患者さんの気持ちだと思います。しかし、自分の大切な命、カラダを、大事に扱ってほしいと思う1人の女医がいることも忘れないでください。

ゲルソン療法を試す

ガンになる以前、自分はわりとストレスに強いタイプだと思っていました。それでもガンになったのは、やはり強いストレスを抱えていたからだと思います。ガンを発症させた頃は仕事が忙しく、私的なことでかなりのストレスがいろいろあり、ストレスいっぱいの日々で、充分な睡眠時間が取れない状態が続いていましたし、食生活も不規則でした。

発病前は24時間体制で、具合が悪い患者さんを自宅で診療・治療していましたが、発病後はそれをやめて、午後の診療を予約制にしました。また、気分転換を図るためにヨガを始めたり、音楽を聴いたりするようにしました。発病前と同じ生活をしていると、再び同じような病気を繰り返してしまうと思ったからです。病気はその原因に気づかなければ何度でも繰り返します。

そんなとき、乳ガンの患者さんからゲルソン療法や食事療法がいいと聞いたことを思い出しました。私は患者さんからこうしたガンの治療法もあるけどどうかしらと教えてもらうことがよくありました。その中にこのゲルソン療法がありました。自分がガンになったときに、もう少し深く勉強しておけばよかったなと反省しました。

ゲルソン療法とは、ドイツの医学博士マックス・ゲルソンが開発した食事療法です。ガンの原因となる食べものを排除し、自然な作物のもつさまざまな栄養素をバランスよく摂ることで、人間が本来もつ身体機能を高め、病気を排除するというものです。ゲルソン療法は、ガンだけでなく、高血圧、肝炎、血栓症、腎臓病、痛風などにも効果があるといわれています。

やはり、医者として患者さんを診るのと、自分がガンの当事者になるのとでは、病気に対する姿勢が違ってきます。ガンになった人しかわからない特有の気持ち、患者さんを精神的に襲う不安感や恐れ、そういうものはガンになって初めてよく分かります。その頃は、ほとんどの方はガンにかかった人は死ななければならないものだと思っていましたので。

私は自分なりにゲルソン療法をやってみようと思い、伊豆半島でゲルソン療法をしているおじいちゃん先生を訪れました。そのときちょうどゲルソン先生のお孫さんが初来日され、そこへ訪ねてこられました。お孫さんは医者ではありませんが、ゲルソン療法を世界に広めることが目的だったようです。私は伊豆で幸運にもお孫さんに直接会うことができ、ゲルソン療法についていろいろお聞きすることができました。お孫さんはそのときゲルソン先生の自伝を書いていると言われ、ゲルソン先生の生きていた当時はアメリカでもガンの代替医療に理解がなく抑圧されていたことも話されていました。

食事療法こそ重要

ゲルソン療法を採り入れてみて分かったことは、そのまま摂り入れても無理があるということでした。たとえば、肝臓内の胆汁を排出させ解毒させるためにコーヒー浣腸をしますが、コーヒーの品質がきちんとしていないと効果がありません。市販されているコーヒーならなんでもよいわけではありません。私はガンになる前にストレスからの便秘で苦しみました。腸の具合がすごく悪かったので、腸が大事だと改めて気づきました。便秘は腸内に毒素を溜めこんでいる状態ですから、カラダにいいわけがありません。そこで私のクリニックではコーヒー浣腸の代わりに、浄化したお湯で洗うことを考えてドイツ式の腸内洗浄を用いるようにしました。

腸内洗浄というのは、5000年以上も前のエジプトでも行われていました。壁画に腸を洗う器具が描かれています。中国医学でも、インド医学のアーユルヴェーダでも腸内洗浄はとても大事だという記載があります。昔から腸は大事な内臓器官だということが分かっていたのです。

野菜も相当の量を食べなくてはなりません。ニンジンジュースやリンゴジュースは1時間おきに飲まなければなりません。これではカラダが冷えてしまいます。ゲルソン療法では、味噌や納豆などの発酵食品も禁じられていました。

さらに野菜の品質も重要です。私は無農薬野菜を食べるために、家庭菜園を始めました。キュウリ、ナス、トマト、ダイコン、コマツナ、ハクサイも畑にはありました。手作りで収穫した野菜は、曲がったり、いびつだったりと、形はまちまちでした。しかし、それが自然のままの実りだと実感できるのです。土をいじり、水やりをすることで、心身のバランスも取れていきます。

私がガンになって学んだことは、食事療法が大事だということです。それが腸の環境を整えることに繋がっていきます。そして、「食」に対する考え方を深め、予防医療としての「食育」への道が開かれていきました。

病気やケガは気づきのチャンス

ガン患者さんは、ある意味で「気づき」のために病気になったのだと考えています。なぜ病気になったのかに気がつかなければいけない、ということです。それを克服できた人は、それだけのことを他人にしてあげなければいけないのではないかと私は思っています。

私が抗ガン剤や放射線治療ではなく、治療方法を代替療法にして、考え方、生き方を変えられたことが、現在まで命を長らえられた、つまりガンを克服できた一因だと考えています。ですから、現在も患者さんへ自分なりにできることを常にいろいろ勉強しています。

病気になったことを他人のせいにしたり、投げやりになったりしては治りにくいと思います。周りの人に感謝の気持ちを抱いたり、生きている間の自分の役割を見出したりするなど、何かに気づけば病気は治ると思っています。私たちは、昨日に戻ることも、明日に行くこともできません。誰も明日のことは分からない。だからきちんと今を生きていかないといけない。ガンは、そのような気づきを与えてくれていると思います。

もちろん、ガンだけではなく、病気やケガはどれも気づきのチャンスだと捉えています。たとえば、ケガを負ってしまったら、それは人のせいではなく自分がケガに見舞われるような状態にあったということです。そのようなことに気づかないと、何回でも同じようにケガをしてしまうでしょう。

また、病気も食生活の乱れから発症させることが分かっていても、それを改善しなければ、ずっと病気のままです。それまでの生活習慣を改善したうえで、今を生きていくことがとても大切だということです。

免疫細胞療法と高濃度ビタミンC点滴療法を併用

高濃度ビタミンC点滴療法は通常の抗ガン剤と異なり副作用がないのが特長で、ガン細胞に対しての選択的攻撃力が高いのです。高濃度ビタミンC点滴療法は、2001年現在、ガンにおける手術後の再発防止、ガンの新たな補助療法として、NCI（米国国立ガン研究所）、NIH（米国国立衛生研究所）

で研究が進められている最先端のガン治療法です。ノーベル賞を2度（ノーベル化学賞・ノーベル平和賞）も受賞したライナス・ポーリング博士による「メガビタミン主義」に基づいています。

ビタミンA、C、Eの3つは、活性酸素を抑える「抗酸化ビタミン」として知られています。人間は本来、カラダの中に「活性酸素を消す酵素」をもっていますが、加齢とともに酵素の量は減少。そこで、人がもっている酵素では処理しきれない活性酸素を抑える抗酸化物質として、これらのビタミンの抗酸化力が注目されています。

1960年頃、ポーリング博士らは病気の予防と健康増進のために多量のビタミンCを用いる「メガビタミン主義」を提唱し、ガン患者に投与することで、その予防・延命効果があると発表しました。しかし、メイヨークリニック（全米第2位の病院）のガン研究者が「ビタミンCを投与しても延命効果はなかった」と学会で発表したため、ビタミンC療法の研究は30年間封印されてしまいます。

ところが、ポーリング博士が「モルモットに点滴とサプリメントを投与していた」のに対し、メイヨークリニックは「マウスにサプリメントしか投与していなかった」という大きな違いが後で判明しました。つまり、血液中のビタミンC濃度をサプリメントだけで上げる方法に比べ、直接、点滴によってビタミンCを血管から体内に入れる方法は、数十倍に濃度を高めることができるのです。また、ポーリング博士の使ったモルモットは体内でビタミンCをつくれませんが、メイヨー研究所のマウスは体内でビタミンCを作れるという決定的な違いもありました。

２００５年には、ＮＩＨの科学者が「高濃度のビタミンC点滴は、ガン細胞に対してだけ選択的に毒性として働く」と発表しています。ビタミンCは自分が酸化されることで強力な抗酸化作用を発揮します。その際に大量の過酸化水素が発生されます。正常な細胞は過酸化水素を中和できますが、ガン細胞は中和できずに死んでしまうのです。つまり、高濃度のビタミンCはガン細胞にとって〝抗ガン剤〟となるわけです。

2018年6月4日に医学誌『ネイチャーメディシン』に掲載された論文によると、アメリカの研究チームが、進行性の乳ガンで化学療法が効かずにガン細胞が他の臓器に広がっていた患者に、免疫療法にてガンが完治したと研究結果を発表しました。

私は免疫細胞療法と高濃度ビタミンC点滴療法を併用しています。理論的にも、免疫を上げながらガンを叩いたほうが早く治ると考えたからです。

そのほかには免疫をアップさせるためのサプリメント療法や、オゾン療法や便移植、腸内洗浄を用いた治療法、サイマティック・セラピー、温熱療法、そしてアーユルヴェーダ、メディカルアロマテラピー、ハーブ療法、食事療法など、さまざまな代替療法を取り入れて治療に取り組んでいます。

予防医療を中心としたクリニック開院

自らのカラダで試しながら、代替療法をしていると、私は人のカラダのメカニズムの精巧さ、自然治癒力のすごさを実感しました。清浄な食べものが自らの血と肉になっていく。正しく吸収され、不要なものだけがきちんと排泄されていく。食べたものが薬のように傷ついた箇所を修復していき、なんの苦痛もストレスもないのです。私自身はガンの再発を免れ、心地よい健康を手に入れました。結婚生活は紆余曲折ありましたが、２０１４年12月８日に東京品川の高輪に予防医療を基本とするクリニック真健庵（現在は星子クリニックに改名）を開院しました。静かな住宅地の一角にある一軒家を借りてクリニックにしました。来院した患者さんたちの多くが、現代医療から見放された方か現代医療を見限った方たちです。病院とは見えないクリニックの佇まいに、はじめは患者さんたちが驚きます。しかし、しばらくすると「田舎の親戚の家に来たみたい」とリラックスされています。そんな癒しのクリニックです。

本書で紹介している「食べるマイナス水素イオン®」も、私のクリニックの一押しサプリメントです。現代人の健康をむしばむ活性酸素を、きわめてストレートに、そして無害に除去してくれる物質が「食べるマイナス水素イオン®」だからです。私が水素を最初に取り入れたのは、三島で開業していたときでした。でもそれは心臓とか心筋梗塞を患った方を対象にしていました。現在ではその他の疾病にも水素の点滴や水素水を使う治療を行い、また**水素吸入で体内に取り入れる方法も行っています。水素吸入法は２０１６年に先進医療として厚生労働省が認めた治療法です。星子クリニックでは、水素の多面的効果を予防医療に応用しています。**

予防医療には、一次予防、二次予防、三次予防があります。一次予防とは、健康増進、疾病予防、特殊予防（教育など）です。二次予防とは、早期発見、早期対処、適切な医療と合併症対策。三次予防とは、リハビリテーションです。

この一次予防の徹底が最適であるといえます。予防こそが最良の医療です。疾病の発生を未然に防ぐこと。生活習慣、生活環境の改善、健康教育、健康についての正しい情報を知らせること。重症化する前に、二次予防を行い早期発見治療をすることも、病気に対する大きなコストを防ぐことができることを認識しておいてほしいと思います。

患者さんも自分のカラダの声に耳を傾けてほしい

これまでたくさんの乳ガンの方を診察させていただきました。その中でとても印象に残っているのは、最近亡くなられた40代の主婦の方です。見つかったとき、すでにステージ4で全身に転移しており、大学病院で、即、抗ガン剤による治療を3カ月受けていました。しかし、抗ガン剤により肝機能が低下し、呼吸困難になり、治療は不可能と判断され、ホスピス行きを宣告され、訪ねて来られたのです。

星子クリニックでは、現在の大学病院で行われている3大治療のみではなく、免疫を上げる方法、腸内細菌の善玉が喜ぶ方法、その他、最先端の治療器を使って、末期の方でも希望がもてるような治療をさせていただいています。その方も来院されたときは、息をすることもたいへんで、顔色も青ざめて生きることがやっとという、悲壮感と絶望感を漂わせておられました。

そこで、まず私も乳ガンだったこと、カラダと心は繋がっていて「病は気から」の言葉通りであること、肉体は借りもので魂は永遠に続くことなど、人生の考え方などについてお話ししました。何よりもガンの根本原因を自分自身で見つけ、それを繰り返さないようにすることが重要であること、医者としてできる最大限の協力をすることも伝えました。

そして、末期の方でも奇跡的に治癒された方もいること、ガン細胞の正常化もあり得ることまでお伝えすると、「とても気持ちが楽になった」「希望がもてるようになった」と言われ、この問診の後、いろいろな治療をしました。彼女は別人のように晴れやかになり、「カラダが軽くなった」と帰られました。

それから2カ月、希望をもって元気に通院されていたのですが、抗ガン剤によって損傷を受けた肺組織が治りにくくなっており、酸素濃度が上がらないため、かかりつけの大学病院に保険が適用される在宅酸素をしてもらうよう助言しました。

しかし、在宅酸素は酸素量も一番少ない機械だったため酸素量が足りず、血液中の酸素濃度が90%以上に上がりません。高山病と同じ症状で倒れてしまうので、在宅酸素量を増やしてもらうようアドバイスしましたが、時すでに遅く、自宅で呼吸困難になり緊急入院し、3日後に帰らぬ人となられました。

なぜそんなに急に悪化したのか疑問でした。

亡くなられて10日後、ご主人が「最後に希望をもって生きられたことが何よりだった」との彼女の言葉を伝えに来られました。急速に悪化した理由も分かりました。入院した緩和ケアの病院ですぐにモルヒネの治療がなされていたこと、酸素濃度10ℓでも血液中の酸素濃度が上がらなかったことなどの話を聞き、おそらくモルヒネの呼吸抑制作用が起こり、よけいに呼吸困難に陥ったのではないかと納得しました。お子さんも3歳のかわいい盛り。少しでも長く、お子さんと過ごす時間を作ってあげたかった私は、「天国でお子さんを見守ってあげてください」という気持ちと、無念の涙でいっぱいになりました。

現代医学の残酷なところは、ガン患者の生活背景や生き方などは無視し、乳ガンは乳ガンと、ひとくくりに治療方法を決めつけてしまうことです。同じプロトコル（臨床研究実施計画。規定、試験・治療計画）のベルトコンベア作業のように、抗ガン剤の量も決まっており、効かないならホスピスに行くか放置されて終わりです。ガン患者自身が、治療の内容や、どのくらい抗ガン剤が効くのか、その副作用についてなどまったく分からない場合があります。医師に言われるまま、ただ尊い命を預けている怖ろしい現状です。患者さんご自身も、もっと自分自身のカラダの具合がどのような状態なのかに耳を傾け、注意を払い、大事にしてもらいたいと思っています。

再発しないカラダにする

ガンになった方にお伝えしたいのは、まず、ガンになった原因を追及し、同じ過ちを繰り返さないことです。ガンは何十年もかかってできています。その間に気づかなかったということです。そこで、食べものが原因であるなら、食べもののきちんとした知識を勉強して、その原因を省くことです。また、環境汚染がないかどうかをチェックし、仕事場が汚染されているところならば、その環境を変える努力をしましょう。そして、なによりも精神的ストレスを軽減させることなどに意識を向けていただきたいものです。

さらには、自分一人で生きているわけではなく、生かされていることに気づき、自分がなぜ命をいただいたのかをよく考えてみましょう。誰しもいつかは死を経験しますが、亡くなるまでに自分の使命に気づき、その使命を果たすために生かされていることに目覚め、これからの人生を有意義なものにしていく努力をし、亡くなるまで悔いのないように生きることです。カラダはいただきものです。最後は土に還り、地球の一部になりますが、魂は永遠に続くことを自覚し、すべてが繋がっていることを感じてほしいと思います。

自分のカラダは自分で守る

私は今まで一貫して「予防医療の大切さ」について述べてきました。しかし、日本ではまだまだ浸透していないのが現状です。現代医学に欠けているところは、病気を全体から診るという視点です。部分的に診て、そこだけを治そうとするところに無理があるのです。

「再発しないカラダにする」で説明したように、まずは自分のカラダの状態を知ることが大事です。そして悪い習慣を取り除き、健康なカラダへとするためのセルフメディケーションを理解し、実行していってほしいと思います。

医師は熱が出たら熱を下げる解熱剤を処方しますし、患者さんも胃が痛ければ胃薬を買って飲みます。根本の原因を解決せずに治そうとしてしまいます。そのようなことを改めなければなりません。

それでは予防医療の視点から、まず具体的に「食」における注意点について、次にくわしく説明していきましょう。

健康腸寿のセルフメディケーション①

生活習慣病は「活性酸素」病

多くの研究により、生活習慣病の約 90% は、活性酸素によって誘発されることがわかってきました。つまり、健康腸寿のためにはまず、活性酸素を抑える生活習慣を目指すことが必要なのです。

活性酸素を大量に発生させやすい生活環境

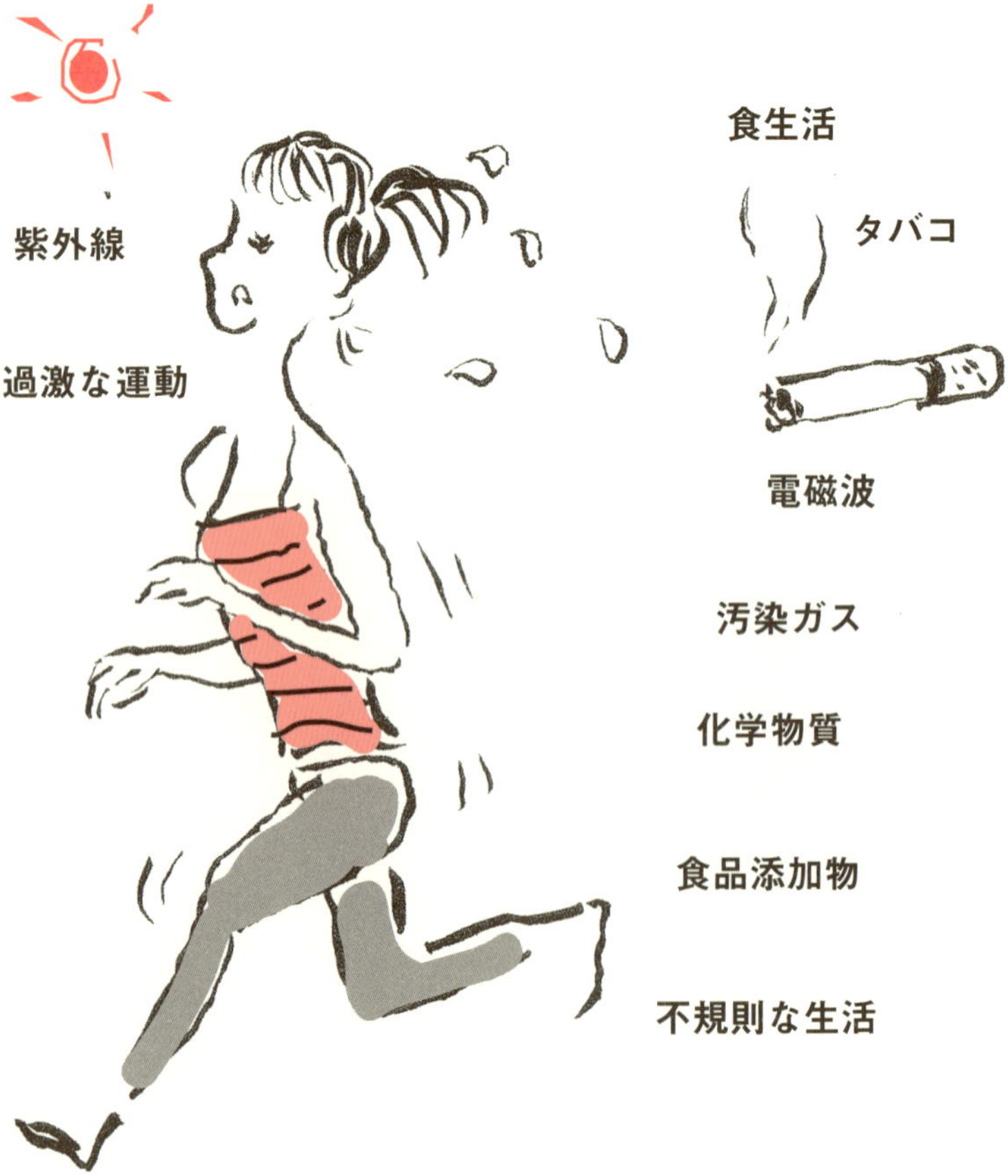
紫外線
過激な運動
食生活
タバコ
電磁波
汚染ガス
化学物質
食品添加物
不規則な生活

2

おいしい毒を食べていませんか

―自分の食べているものを見直しましょう―

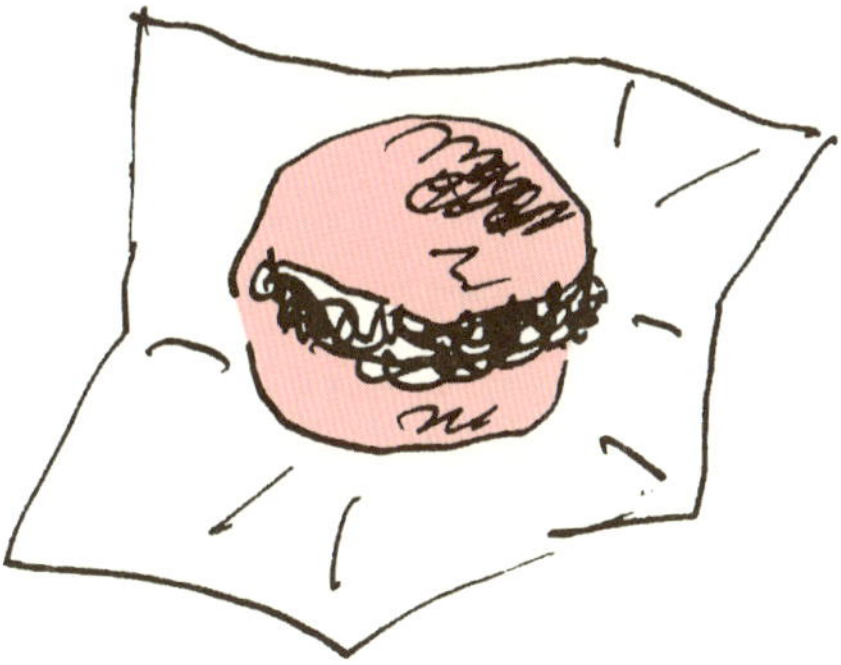

〈おいしい〉には、危険がいっぱい

テレビを見ていると、旅番組では名所旧跡を訪ねるといったものよりも、旅館やホテルでの食事に関心が移っているような気がします。また、料理を主にした番組も花盛りです。タレントの方は、シェフが腕をふるった料理を食べながら「おいしい!」を連発しています。

今、私たちの周りには、日本食だけではなく、世界各国の食べものがあふれています。日本にいて、世界各国の料理を楽しむことができるのですから、なんとぜいたくな時代だといえましょう。

食についてもう一歩踏み込んで考えてみれば、〈おいしい〉の裏にあるものを意識せざるを得ないことが分かってきます。食という字は、人に良いと書きます。人を良くするから食べものなのです。

私はガンになって、「食」がいかに大切であるかに気づきました。そこで、今まで食べていた食材を見直し、カラダに良いものを選ぶようになりました。「おいしい！」を、私たちは脳で感じています。脳内の麻薬的ホルモン分泌がそうさせているのです。しかし、それらが本当にカラダに良い、健康に良い、「おいしい」食べものかどうかが、重要なことです。

これから、みなさんと一緒に、カラダにおいしい、健康に良い、本来の食べものとは何かについて考えていきましょう。

汝の食事を薬とし、汝の薬は食事とせよ

「医食同源」という言葉のように、食は医に通じます。古代中国の伝承に登場する三皇五帝の一人「神農」は、医療と農業を司る神様で、世界最古の本草書『神農本草経』に名を残しています。諸人に医療と農耕の術を教えたと

されています。つまり、医療=農業（食）ということです。

また、医学の父といわれるヒポクラテス（紀元前5〜4世紀）は格言を残しています。①汝の食事を薬とし、汝の薬は食事とせよ。②食べもので治せない病気は医者でも治せない。③食べものについて知らない人が、どうして人の病気について理解できようか、とあります。

私たちのカラダは60兆個の細胞でできています。生まれる前の受精卵に母親が食べたものが加わり3kgの赤ちゃんになります。そこから自分が食べたものが加わり、約60kgの成人になります。私たちは食べものの化身であり、1日1兆個の細胞が入れ替わっているのです。ですから、何を食べるかで結果は自ずと決まっているわけです。

私が小学生の頃、学校の給食はパンと牛乳でした。戦後の日本はアメリカナイズされ、家庭でも朝食にパンと牛乳というスタイルが当たり前になっていきました。従来のご飯にお味噌汁といった食事が、徐々に変化し始めていっ

頭でおいしいと思うものと
腸がおいしいと思うものは違う！

喉が渇いたら水がうまい、と感じる。カラダが欲しているものは、「おいしい」。これが、本来の姿です。
しかし現代では、それを食べると脳の中で快楽物質が出るとか、ＴＶや雑誌のグルメ情報で「おいしい」と錯覚しているとか、カラダ（腸）からではなく、脳だけが勝手に発信している「おいしさ」情報に振り回されているケースも多い、のでは⁈

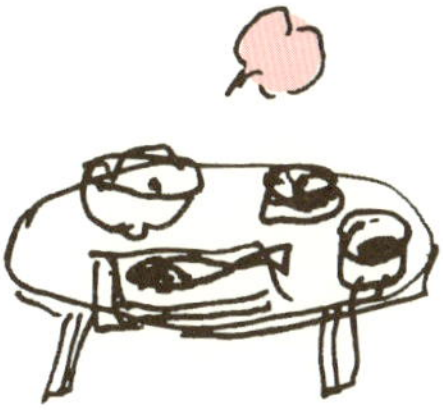

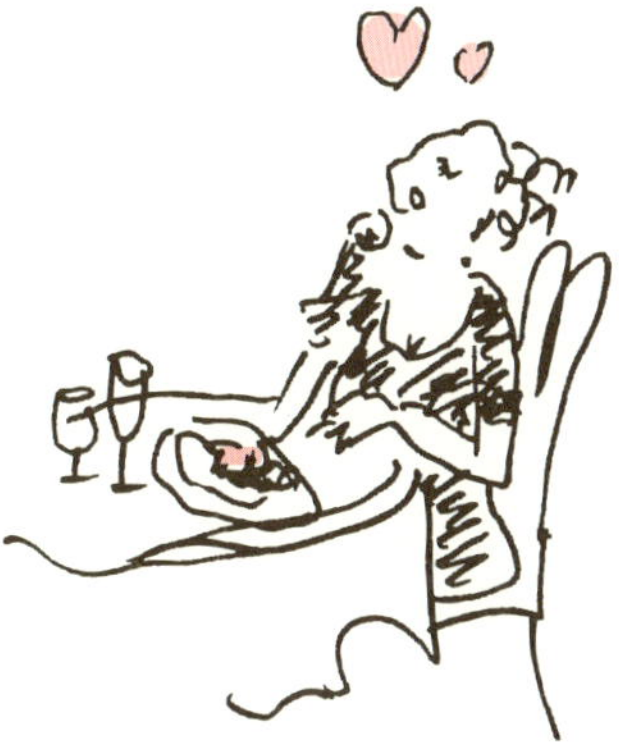

腸にやさしい良質タンパク
豆腐の冷や奴

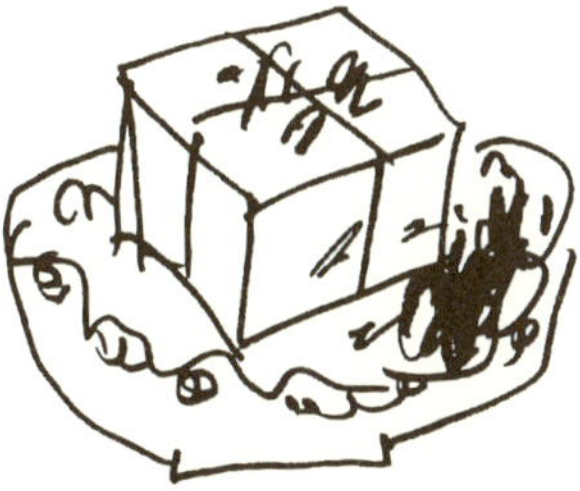

栄養的に優れているが、消化はよくない大豆を、消化吸収の良いように加工した食品が、豆腐です。

腸に負担がかかる
サーロインステーキ

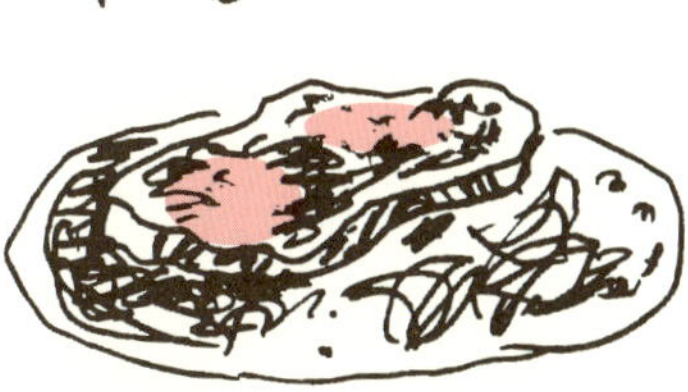

通常の食品の３倍以上、消化活動に時間がかかり、腸内の悪玉菌の格好のエサにも。

たのです。このパンと牛乳が今やクセものであることが分かってきています。パンをつくる元の小麦に注目してみましょう。小麦が諸病の根源とまでいわれているのは、なぜでしょうか。それは、ほとんどの小麦が品種改良と遺伝子組み換えによるものになっているからです。

農薬づけ遺伝子組み換えによる作物が蔓延していった

遺伝子組み換えは、農業の生産性を高めるために行われました。除草剤を散布しても枯れず、作物に虫もつかないようにしたのです。そうすれば、農業の手間が減り、人件費を減らすことができます。天災や虫に強い作物が育てば、生産性が上がり、農家にメリットがあるため、遺伝子組み換えによる作物が蔓延していったわけです。しかし、このことによる問題が出てきたのです。動物の大量死や自然環境の破壊を招き、健康に悪影響を与える農薬を使用するほど、子どもの自閉症問題、母子感染など、いろいろな問題が出てきました。ちなみに、農薬を多く使用している国は、中国、韓国、日本です。品種改良と遺伝子組み換えによってできた小麦を見てみましょう。そこでは昔の小麦と比較して栄養成分もカラダへの作用も違うことが分かっています。

小麦に含まれるたんぱく質の割合は、昔の小麦が18%以上だったのに対して、今の小麦は10%です。そして、昔の小麦は糖質（アミロペクチンA）の割合が今ほど高くはありませんでした。

小麦に含まれるこの糖質（アミロペクチンA）は、とても消化しやすく劇的に血糖値を上げます。炭酸飲料よりもパンのほうが血糖値を上げてしまうのです。血糖値を急上昇させるのは、健康に良いと人気の全粒粉のパンも同じです。

人間のカラダは急激に血糖値が上がる、つまり糖化を引き起こすと、血糖

ＡＧＥｓが引き起こす病気

皮膚老化（真皮のコラーゲンに蓄積） 動脈硬化（血管に蓄積） アルツハイマー病（脳に蓄積） 糖尿病合併症 骨粗しょう症（骨に蓄積）

値を下げるために大量にインシュリンを分泌する膵《すい》臓に負担がかかることになり、糖尿病を誘発してしまいます。また、内臓脂肪が蓄積し、カラダのいたるところで炎症を起こします。それが動脈硬化・心臓病・ガンを誘発するのです。

小麦・糖分の取りすぎによる「糖化」（たんぱく糖化）に注意してください。適度な糖質は細胞のエネルギーになりますが、余分な糖質は脂肪に変わったり、血中に残ったままになります。

カラダのたんぱく質と余分な糖質が結びつき、たんぱく質が変性、劣化して強力な老化生成物質であるＡＧＥｓ（終末糖化産物）が作り出されます。このＡＧＥｓは、体内で分解されにくく、蓄積されると異常な老化を促進し、さまざまな病気を引き起こします。

現代人の体質には小麦は合いません

現代の日本人の80～90％は小麦が合わない体質だといわれています。それは小麦に含まれている主なたんぱく質のグルテンが原因です。グルテンを摂取すると免疫細胞がグルテンを異物や有害なものとみなし攻撃し、さまざまなアレルギー症状を引き起こすのです。そのうち3つの症状を次ページの表にまとめてみました。

そして、さらに怖いのは、小麦が消化されると、化学物質エクソルフィンが生成され、エクソルフィンが脳に到達してモルヒネ受容体と結合します。そうすると、アヘンやヘロインと同じような多幸感が与えられ、中毒症状でカロリー摂取をやめられなくなり、食欲増進の依存症状が引き起こされてし

アレルギー症状

①小麦アレルギー（即時型アレルギー）	小麦はタマゴ、牛乳とともに3大アレルゲンと呼ばれ、体内に入ると抗体が反応してヒスタミンなどの炎症物質を出します。そのため、皮膚のかゆみ、じんましん、くしゃみ、鼻水、腹痛、下痢、喉の違和感、呼吸困難が生じます。
②グルテン過敏症（遅延型アレルギー）	グルテンを摂取してから、数時間から数日経って反応が出てきます。グルテンと抗体が結合し、それが患部にとどまり症状を引き起こします。頭痛、めまい、うつ病、倦怠感、情緒不安定、アトピー、ぜんそくが生じます。
③セリアック病（自己免疫疾患）	小腸の上皮細胞にグルテンが取り込まれると、免疫細胞は有害物質が入ってきたと勘違いして攻撃します。すると、小腸絨毛突起が傷つき、栄養吸収ができなくなってしまいます。慢性の下痢、腹部膨満感と痛み、体重減少、慢性疲労、過敏性腸症候群が生じます。

まいます。

パンがおいしいといって、食べても食べてもまだ食べたくなってしまうといった経験をもったことはありませんか。それは、このエクソルフィンが原因です。

健康飲料「牛乳」の神話が崩れています

健康飲料の代名詞となっている牛乳はどうでしょうか。実は、健康に良いといわれてきた牛乳の神話も崩れています。まず乳牛に目を向けてみましょう。乳牛が飼育されている場所は、ほとんどが狭く区切られている屋内の飼育場です。そこで繋がれたまま寝起きをしています。不健康な環境で生かされているということです。運動不足の状態で飼われていると病気になりやすいので、抗生物質などが投与されたりします。

乳を出す母牛は、人工授精により、常に妊娠をしている状態にされています。常時妊娠を強いられるため、乳房炎を引き起こします。その乳房炎の治療にも抗生物質が使われています。

本来なら牛は自然の中で牧草のみを食べて育つはずです。しかし、飼育場で与えられる餌は、トウモロコシ、大豆、肉骨粉、脱脂粉乳、魚粉などです。これらは、牛の成長を促進したり、牛乳に含まれる脂肪分を増やすための餌です。トウモロコシや大豆などの餌を調べると、ほとんど遺伝子組み換え飼料であることが分かっています。飼料には大量の農薬が含まれているものが多いのです。産地によっては、乳牛に成長ホルモンさえ投与している場合があります。

こうした餌を食べて育てられた乳牛からつくられた牛乳の栄養分についても見てみましょう。牛乳にはカゼインが含まれています。このカゼインは、乳たんぱく質のおよそ80％を占めています。カゼインにはα（アルファ）－カ

昔の乳牛牧場

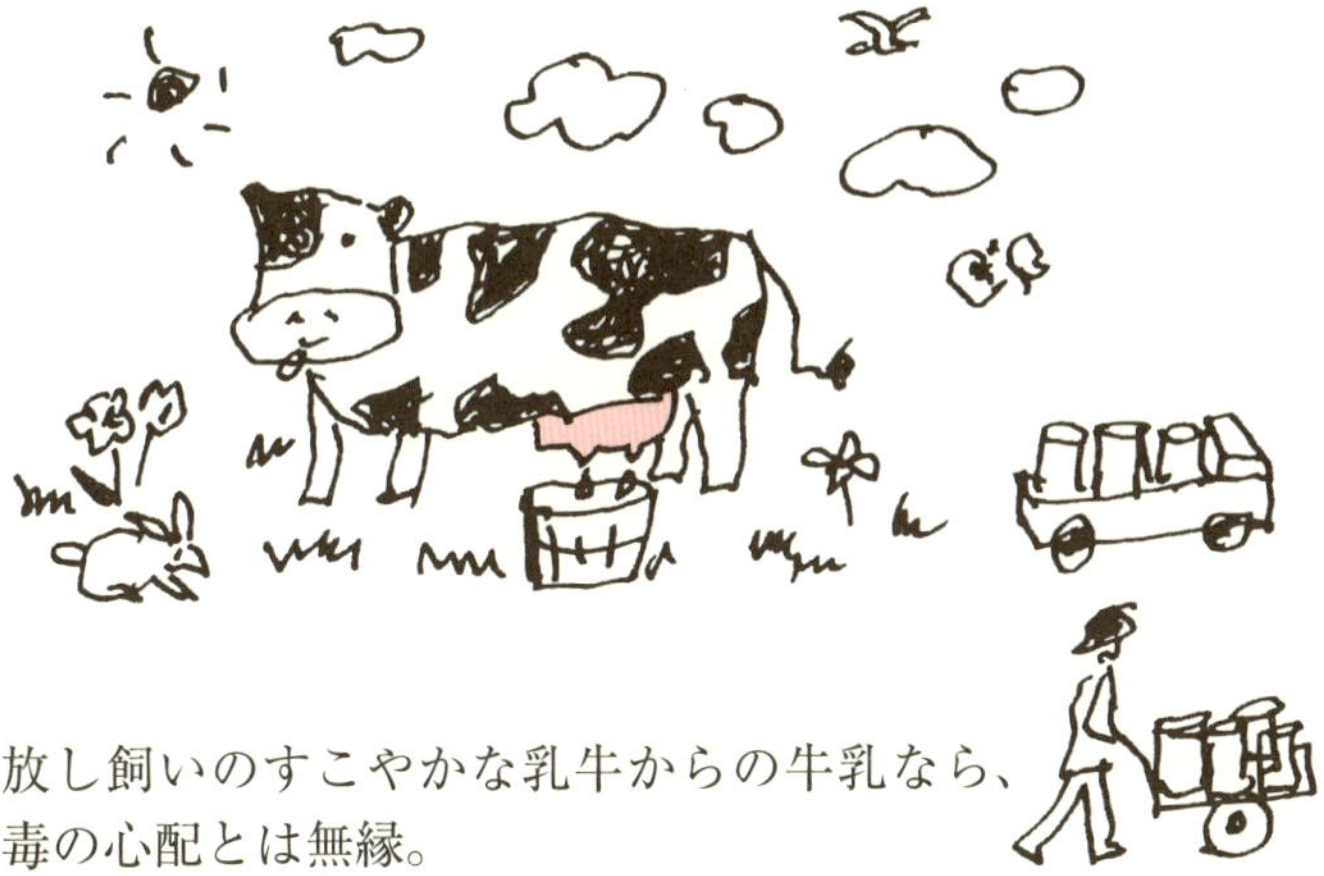

放し飼いのすこやかな乳牛からの牛乳なら、
毒の心配とは無縁。

今は“牛乳工場”で

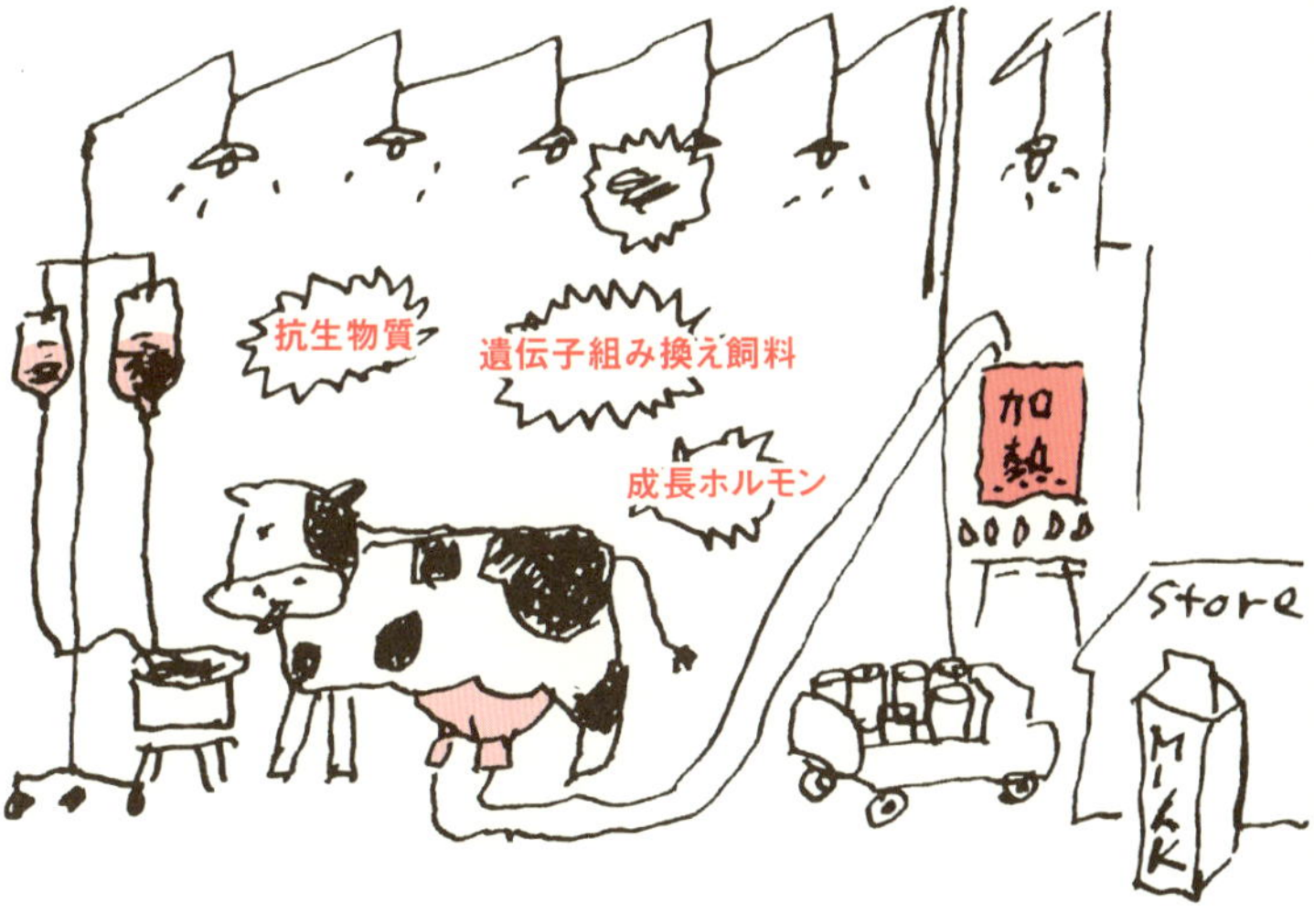

「牛乳は健康飲料」は、今は過去の神話に。

ゼイン、β（ベータ）‐カゼイン、κ（カッパ）‐カゼインの3種類のたんぱく質があります。いちばん多く含まれているのがα‐カゼインです。さて、生の牛乳にはα‐カゼインを分解する酵素が含まれています。しかし、今市場に多く出回っている牛乳は、衛生上の観点から加熱されています。加熱すると酵素が働かないので、私たちのカラダではα‐カゼインを消化できません。

カゼインをいつも摂取していると、腸の中に未消化物が滞ってしまい、腸内で炎症が起こりやすくなってしまいます。そこで、便秘や下痢などの症状が出てきます。乳幼児は、胃腸が未発達ですから、カゼインの分解酵素を十分にもっていません。2歳以下の乳幼児で慢性的に下痢をしている子どものほとんどが牛乳アレルギーといっていいでしょう。

また、小麦が消化されると、化学物質エクソルフィンが生成され中毒症状が起こると警告しましたが、牛乳や乳製品を摂取しても同じ中毒症状を起こします。それは、やはりエクソルフィンが影響して依存症状を起こしてしまうからです。

牛乳以外でカルシウムを補う

牛乳のカルシウムは、骨を丈夫にするといわれてきました。はたしてこれも本当でしょうか。牛乳にはα‐カゼインが多く、母乳にはβ‐カゼインが多く含まれています。牛乳を加熱すると、カルシウムはリン酸カルシウム塩に変わり、カラダがそれを上手に使えなくなってしまいます。牛乳には母乳の6倍のリンが存在しています。

牛乳に含まれる大量のリンが体内に入ると、リンが食べものや体内のカルシウムや鉄分と結びつき、体外に排出されるため、カルシウム欠乏症や鉄欠乏症を起こします。子どもの骨が弱くなってきていたり、子どもの鉄欠乏性貧血が増加している理由がここにあります。アメリカの小児科学会は1歳以下の子どもには、すべての乳製品を与えないことを推奨しています。

牛乳を飲むことで消化されにくいα－カゼインを多く摂ると、腸の中に窒素残留物が増えます。この窒素残留物が血液中に多くなると、血液が酸性に傾きやすくなるため、カラダが本来の弱アルカリ性に戻そうとします。血液を弱アルカリ性にするのは体内のカルシウムです。それに必要なカルシウムは骨から溶かし出されていきます。

牛乳の生理的作用では、牛乳を飲むとカルシウムの血中濃度が急激に上昇しますが、人間のカラダには、環境が変化してもカラダの状態を常に一定に保とうとする働きがあるので、血中のカルシウムが尿中に大量に排出されます。同時にマグネシウムなどのミネラルも排出されます。血中のマグネシウムが不足すると、カルシウムの吸収が悪くなってしまいます。カルシウムの吸収にはビタミンD_3・マグネシウムが必要です。

世界でもっとも牛乳の摂取量が多いノルウェーでは、骨粗しょう症の割合

骨を元気にする栄養素が豊富な食材！

骨を強くするには、カルシウム、マグネシウムだけでなく、ビタミンＤやビタミンＫなどミネラル分の吸収を助ける栄養素を一緒に摂ることが大切。

骨の健康は“健康長寿”のカナメです。

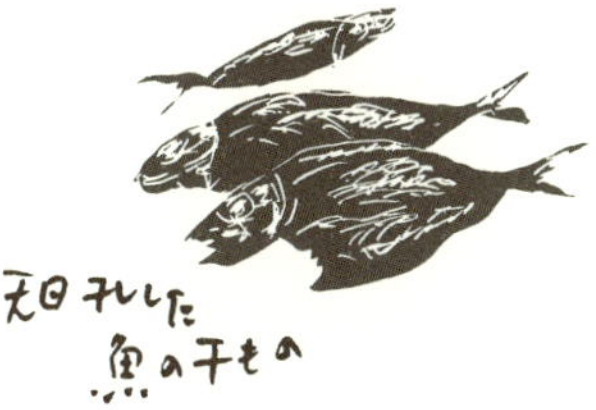
天日干しした
魚の干もの

天日干しにすると、ビタミンＤが豊富に。カルシウムの吸収率は、約 20 倍も高まります。

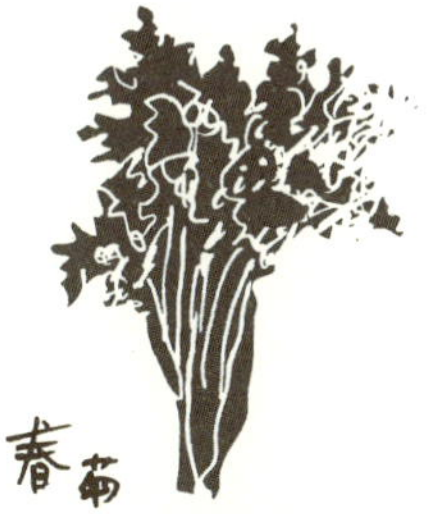
春菊

春菊には、骨の破壊を防ぐビタミンＫが含まれています。

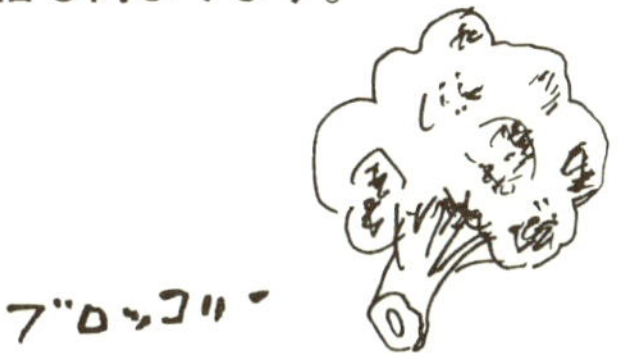
ブロッコリー

骨のカルシウムが流出し、骨がやせるのを防ぐビタミンＫの宝庫です。

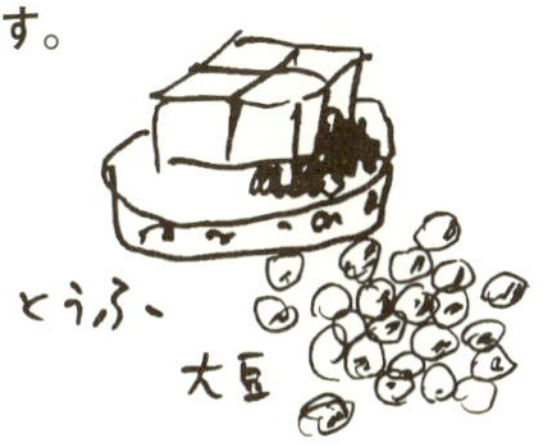
とうふ
大豆

木綿豆腐半丁には、牛乳コップ１杯分のカルシウムが含まれています。

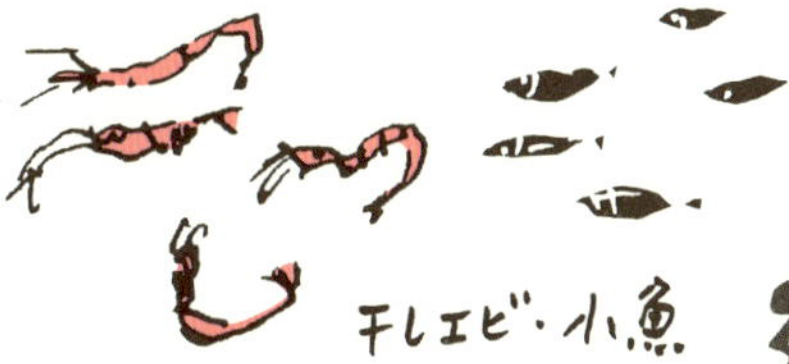
干しエビ・小魚

干しエビは全食品中でも 100 ｇ当りのカルシウムの含有量がもっとも多い食品です。

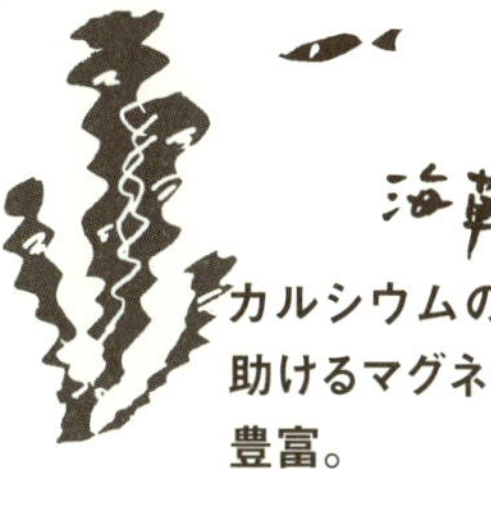

カルシウムの吸収を助けるマグネシウムも豊富。

が日本の5倍になっています。日光量が少なくビタミンD_3の不足も原因していますが、牛乳を飲むことでカルシウムが不足してしまっているのです。

カルシウムを補給するための食べ物は、緑黄色野菜、小魚、海藻、大豆製品、干しエビなどが良いでしょう。天日干しした魚の干物は、ビタミンDが豊富に摂れます。またビタミンDは日光浴でも活性化されるので、腸からのカルシウムの吸収を促進させてくれます。

日本人の約85％以上は「乳糖不耐症」の体質です

牛乳の糖質である乳糖について見てみましょう。牛乳には約5％の糖質が含まれていて、そのほとんどが乳糖と呼ばれるものです。この乳糖を消化するにはラクターゼ（乳糖分解酵素）が必要です。生の牛乳にはこのラクターゼが含まれていますが、加熱してしまうとラクターゼがなくなってしまうので、自前のカラダで分解するしかありません。

　赤ちゃんは乳類で育てられるので、乳糖を分解する力がありますが、4歳ぐらいには乳糖を消化するラクターゼが減退していきます。欧米人のように長い歴史の中で牛乳や乳製品を摂ってきた人たちは、成人になってもラクターゼを作れる人が多く見られるようですが、日本人には少ないのです。日本人の約85％以上は「乳糖不耐症」の体質をもつ人がいるということです。

　日本人の腸は欧米人と比べると長いので、便秘症の人が多く、乳糖不耐症に気づかないでいる人がいます。便秘になったら、牛乳を飲めばお腹が下ってスッキリすると勘違いしてしまう人がいますが、これも要注意です。

　牛乳を飲むと消化できずに、消化器症状を引き起こすことに注意してください。乳糖が大腸に達したときの生理的作用としては、まず大腸に生息する腸内細菌に乳糖が反応します。すると、ガス・CO_2・乳酸が発生します。乳酸は浸透圧作用によって腸管内に水を引き寄せ、ガスや水分がたまり、げっぷ・おなら・腹部膨満・下痢を起こします。消化器系、アレルギー・下痢・胃痙攣《けいれん》・心臓発作・脳卒中・ガンのリスクが生じることになるわけです。日本人で乳糖不耐症で下痢する方は、牛乳は適度の摂取にしておきましょう。なんでも摂りすぎは危険です。

マーガリンは「プラスチック食品」ともいわれています

牛乳の脂質にも気をつけなければなりません。バターはパンに塗って食べるだけではなく、ケーキなどのお菓子類や料理にも欠かせません。しかし、すべての成人にとって動脈硬化やガンなど、慢性病を引き起こす可能性のある因子があります。それは、飽和脂肪酸を含み、コレステロール値や動脈硬化と因果関係があり、乳幼児にまで冠動脈に動脈硬化の兆候がみられるという報告もあります。アメリカではアメリカ心臓協会などさまざまな組織が牛

マーガリンの有害性

世界中のさまざまな研究者が有害性を発表している

☆細胞膜の性質を変化させる
☆若い女性が好んで食べる220種類の食品に含まれる
☆骨の発達に影響を及ぼす
☆摂取が多い人ほど心臓病が多い
☆悪いコレステロールを増やし、良いコレステロールを減らす
☆筋肉細胞を変化させ肥満を招く
☆母乳中の乳脂肪分を減らし、母乳の質を低下させる
☆心臓疾患、冠動脈疾患、ガン、アトピー性皮膚炎などのアレルギー体質などの原因になる

乳・乳製品の摂取を減らすように呼びかけています。

それでは、マーガリンはどうでしょうか。マーガリンは植物性で健康によいとして普及しましたが、腐らない（菌が生きられない）、虫も寄って来ない（食べものとみなされない）ことから、「プラスチック食品」ともいわれています。世界中のさまざまな研究者が有害性を発表しています。

マーガリンのトランス脂肪酸は、血管を詰まらせる「狂った油」な

トランス脂肪酸を含む製品の使用を規制する国

アメリカ	2006 年　加工食品の栄養表示において、トランス脂肪酸量の表示が義務付け 2007 年　ニューヨーク市は外食産業でのトランス脂肪酸使用禁止を施行し、カリフォルニア州では州単位で使用を禁止 2018 年　人工的なトランス脂肪酸付加を全面禁止へ
韓国	2007 年トランス脂肪酸量の表示を義務付け。製菓会社が自主的にトランス脂肪酸ゼロ化を宣言
ヨーロッパ	デンマークでは、2004 年から油脂 100 g 当たりのトランス脂肪酸を 2 g 未満とする制限が設けられる。ドイツでは、マーガリンの使用が制限されている。その背景に、腸の慢性疾患であるクローン病とマーガリン摂取の因果関係がある。オランダでは、トランス脂肪酸を含む油脂製品を販売禁止

トランス脂肪酸を含む食品

オイル類	マーガリン、バター、マヨネーズなど
お菓子類	ショートニング、ケーキ、アイスクリーム、クッキー、パイ、菓子パン、クリーム、コーンスナックなど
インスタント・レトルト類	カップ麺、シチューやカレーなどのルウなど
冷凍食品類	から揚げ、ピザ、コロッケなど
ファーストフード類	フライドポテト、フライドチキン、牛脂など

のです。

ところが、日本にはなんの規制もありません。そのことをご存じな方も多いと思いますが、それでもやめない方も多いのです。

3大栄養素のバランスを見直しましょう

私たちの食生活で、朝食の定番といえるトーストにバターやマーガリン、それに牛乳は、最悪の組み合わせであることが分かりました。それでは私たちに健康長寿をもたらしてくれる「食」とはいったいなんでしょうか。

ここにカリフォルニア長寿研究所リハビリセンター（LRC）の実験データがあります。高血圧、心臓病、動脈硬化、痛風、糖尿病などの症状がある38名をA群とB群の2つの群に分けています。

A群の19名には現代人の食生活（アメリカ心臓病学会標準食）をしてもらい、

A群の食	デンプン 40% + 脂質 40% + たんぱく 20%
B群の食	デンプン 80% + 脂質 10% + たんぱく 10%

B群の19名には昔の日本食（長寿研究所食）を食べてもらいました。その結果、A群の人たちの症状は変わりませんでしたが、B群の人たちには顕著な改善が見られたのです。つまり、デンプンがカラダにやさしく、デンプン主食が健康長寿をもたらしてくれるということです。この条件は、ガンにも有効だということが分かってきました。

健康長寿を保つためには、人類に最適な食として自然農法による玄米植物食中心のエネルギー食にすること。そして微量栄養素（ビタミン、ミネラル、繊維、ファイトケミカル、糖類、酵素）を豊富に摂ることです。この実験データでは、3大栄養素の比率を「〈**デンプン**〉8対〈**脂質**〉1対〈**たんぱく**〉1」としていますが、もう少し大豆等で良質のたんぱく質を入れてもいいかもしれません。食を制する人は人生を制すると考えてください。

糖質制限食の落とし穴

糖質制限食がちまたでブームになっていますが、極端な糖質制限食は命にかかわることも知っておいてほしいと思います。

糖質はいろいろな食べものから摂れますが、特にお米のデンプン、βデンプンは細胞のエネルギー源として不可欠なものです。また、冷えたおにぎりのβデンプンは腸の餌になり、免疫をあげる働きがあることも知っておいてください。糖質の制限というと炭水化物を抜く方がいますが、炭水化物と糖質はまったく同じものではないことを知っていないと怖いことになります。

アメリカの文献で非炭水化物食で死亡率が上がるというデータもすでに出ています。何ごとも過度な食事制限はカラダに良くないし危ないことを分かってほしいと思います。

いまの食べもの むかしの食べもの

こんなに違う！

	昔	今
野菜	自然の農法で、旬の時期にしか実りません	温室の促成栽培で、季節を問わずいろいろな野菜が店頭に
	形が悪く虫食いもありましたが、栄養は満点	形はきれいですが栄養は不足がち
	自然農法、有機農法が中心で、残留農薬や土壌汚染の心配が少ない	生産性重視で、化学肥料や農薬を使用し、土の栄養不足や、土壌汚染の心配も
肉・魚・鶏	自然の放し飼いにより飼育された牛や豚	生産性重視で、抗生物質や遺伝子組み換え飼料を用いることも
	近海のきれいな海でとれた魚介類	海外輸入の養殖ものには汚染や薬剤の影響も
	天然飼料、放し飼いで育てる自然養鶏	急速に成長するブロイラーのケージ飼育
調味料	ミネラルを含む海水が原料の天日塩や岩塩など	工場で精製されたミネラルを含まない食卓塩
	6カ月以上の自然発酵により作りあげる味噌や醤油	グルタミン酸をはじめとする化学調味料など
	黒砂糖や天然のてんさい糖など	化学的に合成された白砂糖や人工甘味料など
子どもの昼食	お母さんの手作りお弁当 たとえおむすびだけでも 添加物や防腐剤の心配なし 国産の米や野菜、小魚が中心のメニュー	加工食品主体の学校給食 冷凍食品やレトルト食品が多用され問題も 輸入食材や牛乳、パン食が中心のメニュー

昔に比べ、今の野菜は「栄養不足」。

たとえば、今のホウレンソウに含まれるビタミンCは、
50年前に比べると20～25%に！
背景には、生産性を上げるための農薬による
“畑の疲弊”のツケが回ってきていること。
また、便利になった反面、
“旬”のおいしさが消えてしまったことも考えられます。

「日本食品標準成分表」によると、
ホウレンソウの100g中のビタミンCは
1982年の65mgから2004年では35mgと、
ほぼ半分に減っている。
ただし、注記として、
冬採りは60mg、夏採りは20mgとなっています。

冬季の低温の中でじっくり太陽光線を浴びて、
地道に光合成を行い滋養分を蓄えた“冬採り”には
もともと、冬が旬のホウレンソウ本来の力が
宿っていることがわかります。

自然と闘って育った“旬”の野菜を食べるに
こしたことはないということです。

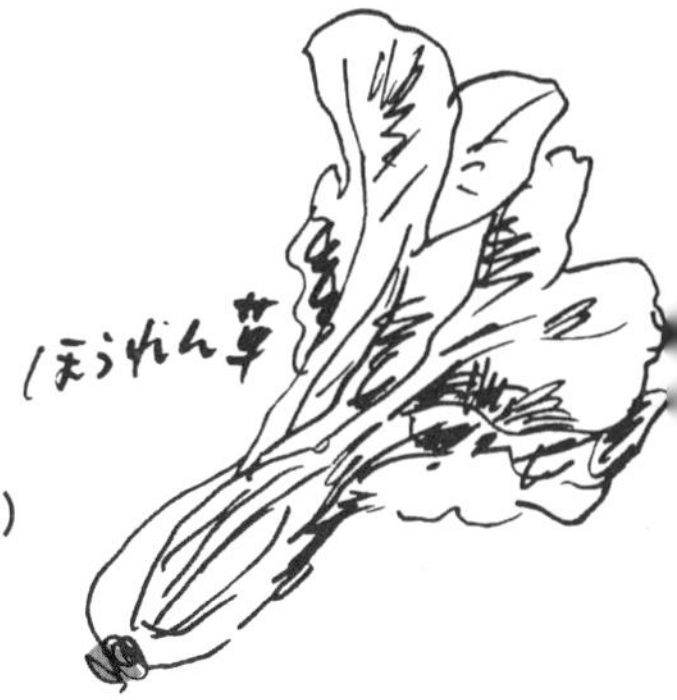

● 100g中のビタミンCの含有量
ホウレンソウ　65mg（四訂）→ 35mg（五訂）

日本で使われる農薬の量は年間約28万トン

毎日の食事に穀物類や野菜、果物をたくさん摂ることは欠かせません。しかし、穀物類や野菜、果物がどのように育てられているかを見てみると、これらも昔の食べものとは違ってきていることに気づかされます。つまり、農作物が育ち収穫されるまでには、さまざまな農薬が使われているからです。

農薬は、害虫を退治して形の良い農作物を作るために使われますが、害虫が退治される仕組みを知ると、農薬が使われた農作物を口に入れたくはなくなるでしょう。神経に作用する薬剤が数多く使用されているといいます。

このような殺虫剤を含め、日本で使われている農薬の量は、おおよそ年間28万トンにもおよび、多くの農作物に農薬のリスクがあると考えることができます。

また、収穫された後に農薬が使われることもあります。ポストハーベストという言葉を耳にしたことがあると思いますが、これは英語で「後で」を意味する post と、「収穫」を意味する harvest を合わせた言葉で、長期の輸送が必要な輸入農産物に多く使われています。

農薬を一番使用している国は中国です。そして次に使われている国は韓国で、3番目が日本なのです。成長過程よりも、収穫後に使われた農薬の残留量は多いといわれているため、外国産の農産物にも注意しなくてはなりません。自然農法で作られた農作物を摂ることで、農薬のリスクを避けることができます。

オススメは「玄米食＋雑穀」です

昔の日本食を振り返ったときに、特色的なことは穀物食だったということ

玄米の栄養と効能について

◎「炭水化物」「たんぱく質」「脂質」「ビタミン」「食物繊維」など栄養素がバランスよくそろっていて、必要な栄養の7割がまかなえる
◎デンプン質（糖質）ばかりの白米と違い、血糖値が上がりにくい
◎胚芽・糠に多く含まれる米油（リノール酸）は、血中のコレステロールを下げてくれる
◎食物繊維が腸内のコレステロール、脂肪、発ガン物質などを排泄する
◎イノシトール、γオリザノールは肝臓の働き・解毒（排毒）効果を高め、放射性物質を中和・解毒させる

です。玄米や雑穀米などの穀物食（野菜、豆類、イモ類）を中心にして、糖質や食物繊維を正しく摂取することが、健康維持にとってたいへん重要です。これの摂取量を減らすことは、断じて行ってはいけません。

江戸時代は、今から比べれば質素な食事でした。しかし、飛脚の人たちは、味噌汁、漬け物、玄米、雑穀米などの粗食で1日中走っても平気なくらい体力がありました。私たちの食事が和食から洋食になってから、いろいろな病気になっています。

私がもっともお勧めするのが「玄米食」です。玄米は栄養価が高く、生命エネルギーを有した食材だからです。玄米は、米粒一つひとつから芽を出し、稲を実らせるほど高い生命力を持ち合わせています。そして完全栄養食といわれるほどの、カラダに必要なビタミン・ミネラルなどを多く含んでいます。さらに胚芽に含まれる成分であるフィチンやIP－6は、表皮の食物繊維と合わせ、デトックスにも有効です。

私たちが普通に食べている白米は、玄米から表皮（糠層）を取ってしまったお米（胚乳）です。玄米の「胚芽」「糠層」には、動物の生命維持に必要不可欠な栄養素がたくさん詰まっています。白米は成分のほとんどが糖質（炭水化物＋食物繊維）です。江戸時代でも、白米を食べるようになったことで、多くの人が脚気で苦しむようになりました。それはビタミンB_1が不足してしまったからです。

玄米は放射性物質を解毒させることで、ガンの治療法の一つである放射線治療による後遺症を改善する役割も担っていることが分かっています。

玄米の糠《ぬか》には抗ガン成分が含まれています

玄米の糠には、2種類の抗ガン成分が含まれています。それは、RBA（Rice Bran A）とRBF（Rice Bran F）の成分です。RBAは、多糖類の1種（αグルカン）であり、リンパ球を刺激して、免疫力を活性化させます。RBFは、ガン細胞が増殖に必要なエネルギーを熱に変えて消費させます。

そして玄米には、ガン細胞に有効な成分のアミグダリン（ビタミンB17）が含まれています。アミグダリンは、ガン細胞周辺に多量に存在するβ-グルコシダーゼという分解酵素により、ベンズアルデヒドとシアン化合物になります。これら2つの毒性が複合し、ガン細胞だけを選択的に破壊します。

玄米を食べると「フィチン酸」が体内のミネラルを奪うと誤解している人がいます。しかし、**玄米に含まれているのはフィチン酸ではなく、「フィチン」です。**「フィチン」は複数のミネラルと結合した状態で存在し、体内のミネラルを奪うどころか、補う働きをしています。「フィチン」はミネラル吸収率を上げることも証明されています。そして、抗ガン作用や心臓・血管疾患の予防効果があることも知られています。

「フィチン酸」は、玄米には含まれていません。重金属やミネラルを取り込む効果はありますが、そのままの形では自然界に存在しません。玄米に含まれているのは**「フィチン」**です。胃の中で「フィチン酸」とミネラルに分かれ、それぞれが栄養素として吸収されます。

生物にはミネラルが重要です。ミネラルは補酵素の核になっています。たとえばマグネシウムがなければ作られない酵素が３００種類、亜鉛は２００種類もあります。近年は地球上の土壌からミネラルが枯渇しているといわれています。ミネラルが核になって作られるビタミンや酵素、ファイトケミカルなどの含有量も40年前の10分の１になっています。ミネラル不足はガンにもなりやすいので要注意です。

生体を構成する主要な４元素（水素、炭素、窒素、酸素）を除いたすべての生体元素をミネラルといいます。ミネラル（無機質）には、マグネシウム、カルシウム、亜鉛、鉄、ナトリウムなどがあります。必要量は少ないのですが、人のカラダの中では作ることができないので、食べものから摂る必要があります。海草類や野菜、小魚、魚介類、豆類などを食べることでミネラルが得られます。

人のカラダでは、数千種類の酵素が働いていて、消化・吸収・分解・合成・代謝など、それぞれ大事な役割を果たしています。酵素が活発に働くためには温度が重要です。36℃を下回ると働きが悪くなり、40℃を超えると働き始めます。70℃以上では働かなくなります。人体の酵素は、生の食物と発酵食品を元に作られます。酵素は生きているものからしか作られないのです。

発芽玄米は自分で発芽させることが大事です

玄米を食べるときに注意しなければならないのは玄米に含まれるアブシジン酸（ＡＢＡ）です。アブシジン酸は、植物の発芽を調整する「発芽抑制因子」で、種子が外敵に食べられないように毒をもっています。人間のカラダでは、細胞小器官であるミトコンドリアに影響を及ぼします。

ミトコンドリアはエネルギー代謝にかかわる重要な器官ですが、アブシジン酸によってエネルギー代謝に悪影響が出ます。つまり、エネルギー代謝が行われにくくなることで、低体温、不妊、ガンなどになりやすくなり、免疫力が低下してしまいます。体内酵素の働きが鈍くなり、ホルモンのバランスも崩れてしまいます。

そのようなアブシジン酸を無害化させる方法は、玄米を発芽させることで不活化させることです。まず、玄米を炊く前に、玄米を水に浸し発芽させます。発芽させる水温は30～37℃くらいで、夏場は12～24時間、冬場は24～48時間を要します。発芽させすぎると玄米がおいしくなくなるので、芽は0・5㎜～1㎜程度にします。発芽させた水は、菌が増殖していることがあるので取り替えましょう。

市販の発芽玄米は、無理に発芽を止めた状態にあります。それによって、アブシジン酸が通常より多く働いてしまうため、発芽玄米は自分で発芽させることが大事です。

また、超高温・高圧でアブシジン酸の物質構造を完全に変質させてしまいましょう。普通にお米を炊けば、アブシジン酸はほとんど不活化し、高温高圧のお釜を使ったり、お米を煎ることでも、アブシジン酸を確実に不活化できます。

玄米は食べにくいという人がいます。たしかに、よく噛まないとなりません。でもこの噛むことが良いのです。噛むと脳を刺激します。そして唾液も出ます。唾液の中にはいろいろな酵素が入っているので、カラダにとても良いのです。

雑穀米はビタミン、ミネラルが豊富で、玄米の足りない分を補ってくれます。雑穀米には、「ひえ（稗）」「せんごくまい（千石米）」「あわ（粟）」などがありますが、たとえば「ひえ」はダジャレではなく本当に「冷え症」に良い雑穀で、タンパク質が豊富です。せんごくまいは免疫アップに良く、黒せんごくまいはポリフェノールが豊富でアントシアニンを補ってくれます。あわはビタミンB群、鉄分、ミネラル、食物繊維が豊富です。

その他、黒米や小豆なども鉄分の補足にとても良い材料です。消化が悪い人は、よく噛むか、雑穀米＋お米で試してください。

カラダに良くない食品添加物

自然の恵みをいただいてきた日本食の良さを、しっかりと再認識していかなければなりません。２０１３年には「和食」が世界遺産になりました。和食が長寿に関係していると世界中から認められたのです。それでも生活習慣病は年々増加しています。

今、私たち日本人は日常的にカラダに良くない食品添加物を平気で食べています。ちょっと考えてみてください。自分で握ったおにぎりは、放っておけば2～3日でカビが発生して腐ってしまいます。しかし、コンビニエンスストアで買ったおにぎりは、賞味期限をすぎても驚くほど変化がなく、１週

主な添加物と使用されている食品

合成着色料	生野菜、鮮魚・貝類等を除く食品全般 主に子ども向け菓子類、漬け物、加工食品
発色剤	ハム、ソーセージ、ベーコンなどの肉加工食品、イクラ、すじこ、魚肉加工食品など
保存料	ハム、ソーセージなどの肉加工食品、魚肉加工食品、漬け物、ジャム、味噌など
乳化剤	アイスクリーム、肉加工食品、魚肉加工食品、うどん、ギョウザ、シュウマイの皮など
人工甘味料	菓子類、清涼飲料水、ダイエット食品、ジャム、漬け物など

間や2週間を経過してもカビなどは生えずに見た目は変わらないままです。

そのしかけは、細菌などの繁殖を抑える防腐剤や、カビの発生や腐敗を抑える防カビ剤などの保存料にあります。市販のおにぎりから、これらの食品添加物だけを取り除いて食べるということは不可能で、自然と口に入ってしまいます。自分自身や子どもの健康を考えれば、できるだけ選ばないようにしたいものです。

旬の食べものは生命力の源

日本には春・夏・秋・冬という四季の移り変わりがあります。この自然のサイクルとともに、自然の恵みが与えられています。つまり、それぞれの季節の旬の食べものは生命力の源といえます。

「春」の野菜はデトックス効果を高めます。春に採れる山菜や野草の「にがみ」は、冬の間に体内に溜まった老廃物を出して、ビタミンやミネラルを取り入れることを促進します。

春の陽光をふんだんに浴びて育った春野菜には、たくさんの葉緑素とカロチノイドなどの抗酸化力のある色素が含まれています。

「夏」の食べものはカラダを冷やし体調を整えます。夏の旬の食材は、「水気や酸味」を含みます。キュウリ、ナス、トマト、スイカなどウリ科やナス科の夏野菜は、カラダを冷やし、体調を整えてくれます。抗酸化作用の高い緑黄色野菜がカラダの酸化を防止してくれます。

「秋」の食材は、消化器系の働きを活発にします。夏の太陽を受け、甘みの増した野菜や果物、良質な油（ＤＨＡやＥＰＡ）を含む旬の魚（イワシやサバなど）をたくさん摂り、冬に備えましょう。

胃腸の働きを高め、カラダを温める根菜類など、滋養豊かな食材で免疫力を高めます。

「冬」の食材は、カラダを温め体調を整えます。「冬」は、根菜（ゴボウ、ニンジン、レンコンなど）や脂肪類がカラダを温めます。

このように、日本の国にはカラダにやさしい旬の食材がたくさんあります。四季というすばらしい自然からの贈りものに感謝しながら、食事を楽しみましょう。

健康腸寿のセルフメディケーション ②

活性酸素退治に、水素サプリ習慣！

活性酸素を発生させないためには、生活習慣の改善による自然治癒力アップだけでは追いつかない。そこで、助っ人、水素サプリメントの出番です。水素の還元力についてはこの後の章で詳しく説明します。

活性酸素に負けないカラダ作り

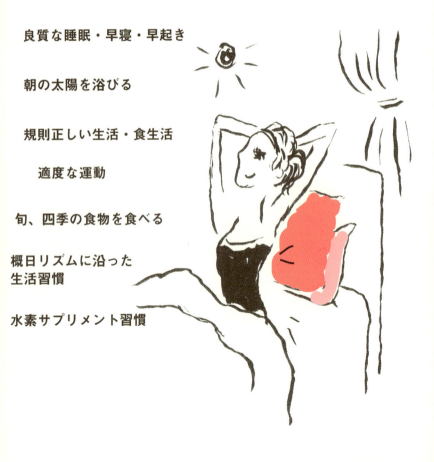

良質な睡眠・早寝・早起き

朝の太陽を浴びる

規則正しい生活・食生活

適度な運動

旬、四季の食物を食べる

概日リズムに沿った
生活習慣

水素サプリメント習慣

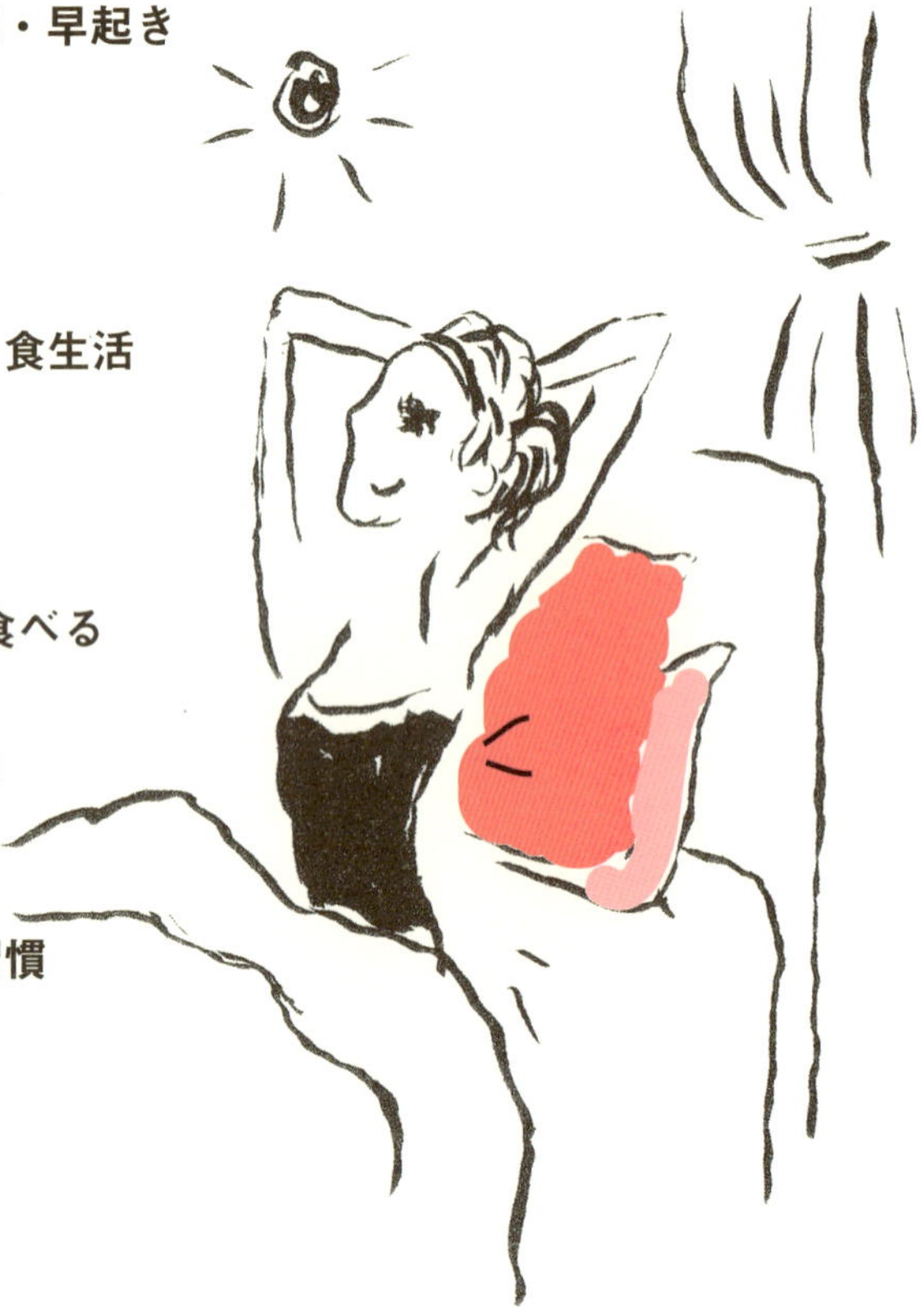

3 腸内環境を整えれば病気知らずに

―腸と活性酸素と水素―

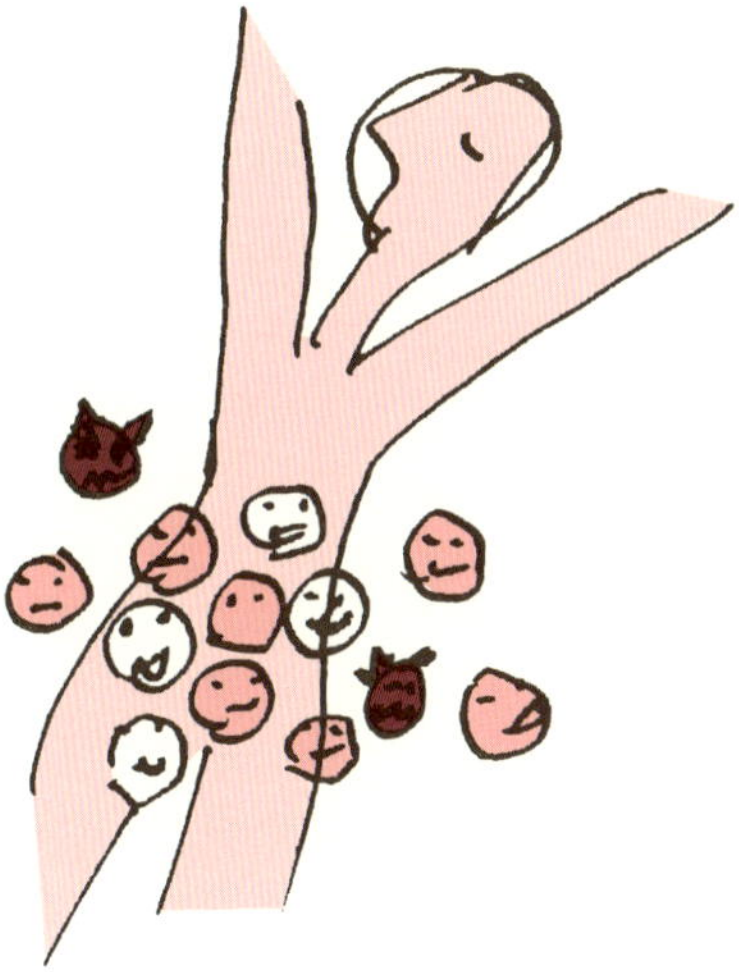

食べて良い、悪いのポイントは「腸」です

私たちが現在の食生活でおいしいと食べているものが、本当に安心して食べられ、生命を育み、健康に繋がっていくのか。今まで私が説明してきたことを考えていただくと、みなさんも疑問に思われてきたことでしょう。

私はゲルソン療法を研究しながら、その頃私自身の「気づき手帳」を書いていました。日々の自分のカラダに関しての手づくりカルテといったものです。あのときはどうだった、今日の食事はこうだったと全部書きました。その気づきからストレスが病気を生んだのだということが分かってきたのです。

私はストレスが病気になる原因だと感じたのです。こんなことは誰も言っていませんでしたが、私はそうだとしか思えませんでした。

それと自分の腸の具合がすごく悪かったのです。それでカラダには「腸が

大事」と気づきました。腸がきちっとしていないといけないと感じたのです。腸と精神は繋がっていることも、「気づき手帳」から分かったことです。毎日の食事がいかに大切なものかを考えなければいけないことも分かってきました。今ではストレスがガンの一番の原因といわれています。

それでは、食べてはいけない食品と、食べても良い食品を考えるうえでの理由を具体的に知ることで、自分自身への予防医療へ繋げていきましょう。それが私のいうセルフメディケーションへと向かわせてくれます。

ここからは、人体の内部、内臓器官の「腸」へ目を向けて説明していきます。現代を生きる人間のほとんどが腸をよごしていることが分かってきました。ミクロの世界を知ることで、私たちがどんなに恐ろしい食物をカラダに入れているかが分かります。そして、それをどのような仕組みで排除できるのか。そのメカニズムを解き明かしていきます。ちょっと専門的な説明になりますが、がまんして読んでください。

腸の構造はどうなっているのでしょうか

それでは、腸の構造を見てみましょう。腸は大きく小腸と大腸とに分けられます。腸の全長は約7メートルで、そのうち5・5メートルが小腸、1・5メートルが大腸です。小腸が大腸よりもずっと長いのは、小腸が消化吸収という働きの中心的な役割を担っているからです。

食べものは、歯で咀嚼《そしゃく》された後、胃に入って粥状にされ、その粥状になった食べものが小腸に入っていきます。小腸では食べものを吸収できるようにさらに消化します。

小腸は自ら膵《すい》臓や肝臓に指令を出し、膵液や胆汁の分泌を促していきます。これらの消化液と食べものを混ぜ合わせ、さらに消化を進めるとたんぱく質はアミノ酸に、糖類はブドウ糖などの単糖類に、脂質は脂肪酸に分解され、栄養として吸収されていくのです。このような一連の働きに、脳は関与していません。小腸はあくまでも独自の判断でこうした活動をしているわけです。

腸管は人体最大の免疫器官です

ブドウ糖、アミノ酸、脂肪酸、ビタミンなどの栄養分は、小腸に達するまでに粉砕され、消化酵素によって分解され、吸収されやすい状態になります。その栄養分が、小腸で9割、大腸で残りの1割と水分が吸収されていきます。

ここでまた腸の賢さに気づいてもらいたいと思います。私たちが食べるものは多種多様です。いくら消化しているとはいえ、安易に吸収されてしまっていいものかどうかです。危険なものが混じっていたらどうしましょう。赤痢菌やコレラ菌、インフルエンザウイルスなどの病原菌、ヒ素やカドミウムなどの有害な金属が食品に混じっているかもしれません。

しかし小腸はそこもぬかりありません。腸は消化吸収だけでなく、免疫細胞による免疫組織でもあります。腸内はカラダ全体の60~70%の免疫細胞が集中しているといわれ、食べものかどうかを判断するだけではなく、入ってきたものが安全か危険かを見分けるセンサーが何重にも張り巡らされていいます。免疫システムの基本は、「自己」と「非自己」を見分けることです。つまり自分の一部ではない異物である「非自己」を排除するのが仕事です。

腸管免疫のすごいところは、食べものの栄養に対しては免疫反応を起こさない独自の仕組みが備わっていることです。有害なものと必要なものを見分けます。この仕組みは「免疫寛容」といい、腸管だけに備わった特殊な能力です。

この免疫寛容によって、次から次へと入ってくる大量の食べものの中から、必要なものと有害なものとを仕分けしていきます。必要なものはそれぞれの特性に応じて消化し吸収します。有害なものは排除されます。小腸は複雑な働きを日夜担ってくれているわけです。すばらしいことだと思いませんか。

小腸が脳に指令を送ります

40億年の進化の歴史の中で、腸管がいろいろな情報の司令をしています。腸は眼に次いで2番目に多い1億本以上もの神経ネットワーク（腸管神経系）をもっています。神経伝達物質であるセロトニンも90％以上が腸で作られます。眼と腸の密接な関係が注目されています。

小腸は脳からの指令なしに独自の判断で働いていると話しました。それは栄養素の消化吸収において十分に発揮されています。

食べものは口の中で噛まれて（口腔で）粉砕され、消化酵素を含む唾液と混ぜ合わされて胃に送られます。唾液にはさまざまな酵素が含まれていて、殺菌力も働かせています。胃では強力な胃酸が食べものを殺菌し、消化酵素はたんぱく質などを溶かします。胃の中でドロドロの粥状になった食べものは小腸へ送られます。小腸の始まりの部分には十二指腸があります。十二指腸では脂肪を溶かす胆汁、膵《すい》液などが分泌され、食べものをさらに細かな栄養素に分解します。十分に分解された栄養素が、今度は十二指腸から空腸、回腸へと送られます。ここにきていよいよ栄養成分が腸壁の毛細血管から吸収され、血液によっていったん肝臓に運ばれます。

ここまでの消化吸収の流れを、小腸が独自に判断して行っています。小腸が消化酵素を出すように神経系で指示を出し、それを伝達するのがホルモンで、ホルモンをキャッチして分泌されるのが酵素という具合に情報が伝達されていきます。消化酵素は大事です。酵素がなくなったら人間は死んでしまいます。

脳はこうしたことにかかわらず作業が進められていますが、ときどきかかわることがあります。たとえば食べものに混じって病原性大腸菌O‐157のような細菌やウイルスが侵入したとき、腸は免疫システムでその毒性を発見します。そしてそれが病原体ならば免疫細胞が殺傷し、排除してしまいます。そして腸壁から大量の水分を出し、毒物を流して排除しようとします。この結果が「下痢」といっている症状です。

さらに小腸は、胃腸に有害なものが入ってくると、脳の中枢に指令を送ります。そうすると脳は人に激しい吐き気をもよおさせます。胃の一番底がキュッと閉まって、内容

腸の仕組みと役割

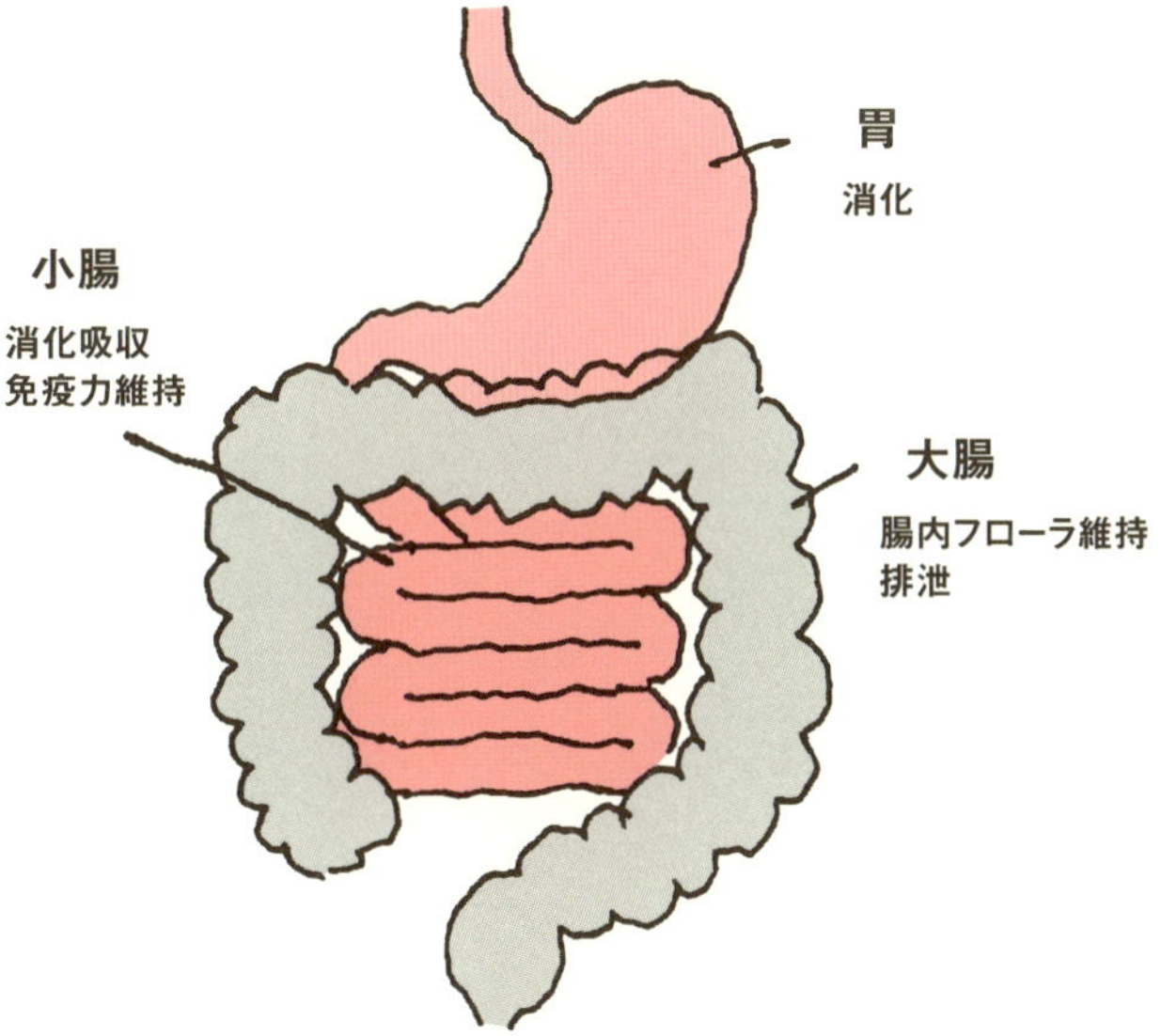

物がそれ以上流れていかないようにしてしまいます。そのうえで、胃の筋肉を動かして嘔吐を促します。胃が気持ち悪くなって、オエッと吐き気がするときの気分は最悪ですね。しかし、吐き出したほうがいいものを指示してくれているのですから、必要な現象だと思いましょう。

このように、下痢や嘔吐の判断を小腸がしてくれて、脳をコントロールするのですから、驚きではありませんか。

大腸が正常なら心身不調の7割が解決します

小腸で消化吸収された残りは、大腸へと送られます。大腸は盲腸、結腸、直腸、肛門に連なる長さ約1・5メートルの臓器です。主な働きは、栄養成分の残りや水分の吸収、そして残りカスつまり便の排泄です。

こう説明すると、残りものを掃除するだけかと思えますが、大腸には腸の仕事の最後を締めくくる、大事な役割があります。大腸が正常に働かなければ、人はどれほど健康を害し、病気まみれになってしまうか分かりません。

実際に現代人が抱える健康問題や悩みの原因の多くが大腸にあります。ガンや糖尿病などの生活習慣病、ストレスやうつなどの心の病、肥満、シミやシワなどの美容問題も、大腸の状態が悪いからです。解決策は「大腸にアリ」。大腸が健康で必要な仕事を完ぺきにやってくれれば、心身の不調は7割以上が解決すると考えられています。

大腸の働きを理解し、自分の大腸をいつも最高のコンディションにすれば、健康と若さと美貌の3つを手に入れることができます。

栄養の消化は腸内細菌がやっています

消化吸収の締めくくりの役割を果たす大腸ですが、組織そのものとしては水分と栄養の「吸収」だけを行います。腸本体に変わって栄養の「消化」を行っているのは、「腸内細菌」です。近年さかんに話題となってきていますから名前は聞いたことがあるのではありませんか。

私たちの腸の中に腸内細菌は1000兆個もいるといわれています。腸内フローラは神経系に深くかかわっています。このことは後ほどまた触れさせていただきます。

この細菌の仲間は大きく分けて、善玉菌、悪玉菌、どちらにも変わる日和見菌の3種類に区別されます。善玉菌は、肥満を防ぎ、ガンを防ぎ、糖尿病を改善し、美貌の大敵であるシミやシワをなくしてくれます。それに対して悪玉菌は、肥満を招き、ガンを引き起こし、老化を進めてしまいます。

腸内細菌の同じ種類の菌たちが集まって棲み分け、それぞれの色や形が微妙に違う群れを「腸内フローラ」と呼びます。フローラとは、お花畑のことです。内視鏡で見ると細菌群が叢《くさむら》のような状態であることから、腸内細菌叢《ちょうないさいきんそう》とも呼びます。

善玉菌の代表的なものは乳酸菌です。ビフィズス菌や乳酸桿菌《かんきん》などが仲間たちです。乳酸菌というと、すぐにヨーグルトを思い浮かべますが、それだけではありません。乳酸菌は、植物性の発酵食品である糠漬けやキムチ、味噌などにも豊富に含まれています。善玉菌は有用菌ともいって、とても良い仕事をします。たとえば、乳酸や酢酸などをつくり腸内を酸性にして、食中毒や感染症を起こす細菌の繁殖を防ぎます。

悪玉菌の代表的なものは大腸菌、ウェルシュ菌、ブドウ球菌などです。これらの菌は動物性のたんぱく質を腐敗させ、インドール、スカトール、アンモニアなどの有害物質をつくります。いずれも悪臭を放ちますから、おならやうんちが臭《くさ》い元といえます。自分のおならやうんちがとても臭いようであれば、腸内細菌の悪玉菌が優位になっている可能性があると思ってください。

臭いの元は腐敗が原因です。それは有毒性を意味しているので、おならが臭くて、便秘が重なっていたら危険信号の点滅です。

悪玉菌が優位だと、腸管の蠕動《ぜんどう》運動が鈍くなり、排泄がスムーズにいかなくなって便秘になりやすくなります。長く腸に溜まっている便は、悪玉菌によって腐敗が進み、有害なものとなって腸壁の細胞を傷つけます。

また、悪玉菌はそれ自体が活性酸素を発生させ、やはり細胞を傷つけてしまいます。そのような悪玉菌を排除しようと、今度は腸の大きな特徴の1つである免疫細胞が活性酸素を発生させるので、腸内が活性酸素によってもっと悲惨な状態になるのです。ここでいう活性酸素が重要なポイントになるのですが、それは後ほど説明します。

善玉菌・悪玉菌・日和見菌は2対1対7がベスト

腸内には日和見菌があるといいました。この日和見菌は、人が元気なときは特に何もしない菌です。腸に入ってくる栄養分をかすめとり、何ごともないように生きています。ただし、人が病気になったり、免疫力が落ちてくると、急に悪玉菌に加勢して周りの組織に炎症を起こしたりします。

それでは、腸内細菌には善玉菌が多ければ多いほどいいじゃないかと思ってしまいますよね。しかし、実際には善玉菌、悪玉菌、日和見菌の割合は、2対1対7がベストです。このように「善」対「悪」は2対1ですが、日和見菌が圧倒的に多数なのが良い状態だといいます。

それはなぜかというと、悪玉菌の中にも役に立つ菌がいて、この菌でなければならないというクセものの菌がいるためです。たとえばある大腸菌は、ビタミンを合成したりサルモネラ菌など食中毒の原因になる菌を抑えるという働きもするのです。またかなり悪性の高い病原菌で、すでに「下痢」にも登場したO-157が侵入してきたとき、常在菌である大腸菌がその増殖を防ぐことが知られています。

つまり腸内細菌は、2割の善玉菌が優位にあり、7割の日和見菌は善玉菌に傾倒し、1割の悪玉菌がときによって悪いことをする。しかし、善玉菌がしっかり全体を抑え込んでいるという関係がよいのではないかと思います。

この「善玉」と「悪玉」という呼び方ですが、私は「優等生」と「不良学生」ではどうかと思っています。ふだんは教室のガラスを割ったり、授業中は寝ていたり、けんかばかりしている不良学生が、学園がピンチになったときはカラダを張って危機を救うなんてことが、腸内では起きているのですから。腸は第2の心臓といわれるぐらい腸内細菌は意識をもっています。

腸の健康の決め手は、腸内細菌にあり！

悪玉菌が増えると腸内の残留物を分解して毒素を発生。毒素によって生まれた活性酸素で、腸の養分吸収力が弱くなり残留物が残るので、また悪玉菌が増加する…という悪循環に。

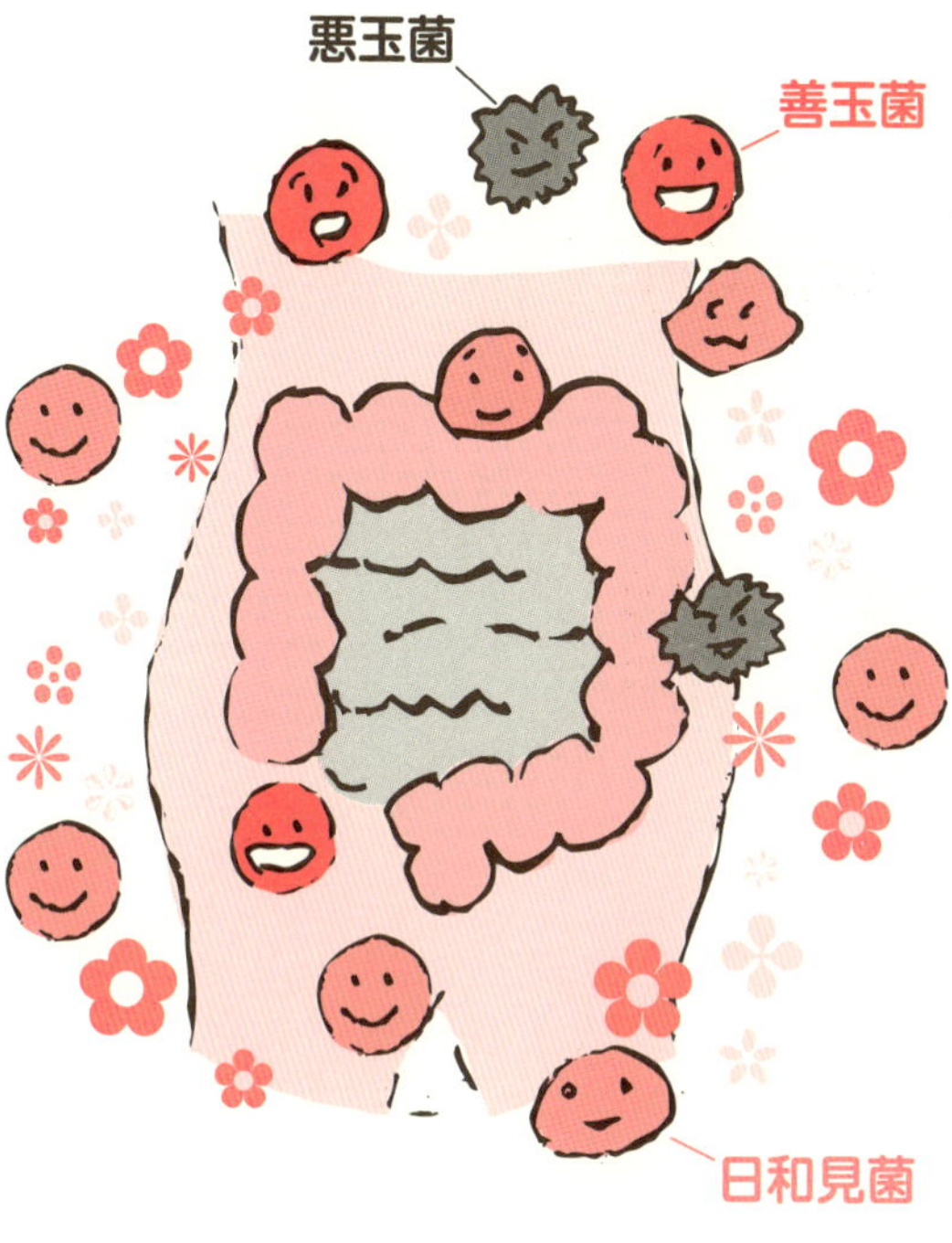

腸内フローラのバランス

善玉菌 2：悪玉菌 1：日和見菌：7

テキサス大学の研究チームが人類の進化と腸内細菌の変化の相関図を調べて発表しています。その研究は、世界各地の類人猿（チンパンジー、ゴリラ、ボノボなど）とアメリカ人、ヨーロッパ人、ベネズエラの熱帯雨林の原住民、アフリカはマラウイ共和国やタンザニアの人などの便を収集し、腸内細菌を調べました。それによれば、類人猿にも人間にも同じ腸内細菌が棲んでいるが、構成比が大きく異なることと、人に関しては先進国の住人とそうでない地域の住人とでは腸内細菌の数に大きな違いがあるということです。先進国の住人ほど腸内細菌の数が少なく、また減少していることが分かりました。（腸内細菌は善玉菌の数が優位であることは重要ですが、なるべく多種類の細菌が棲んでいるほうが良い）腸内細菌の種類が豊富で、多彩な仕事をしてくれることが肥満や糖尿病やガンなどの病気を防ぎ、私たちの健康が守られます（なかにはこうした病気を誘発する細菌もいるのですが、腸内細菌のバランスが良ければ大丈夫です）。

腸内環境が悪化する食事はなんでしょう

現代人の腸は汚れているといいましたが、ここでもう一度説明させてください。食べもので腸の働きがまったく違うということです。

現代人の食事で腸に負担がかかっているものはなんでしょうか。もっとも腸に負担がかかるのは、肉や乳製品など動物性脂肪の多い食事です。腸内細菌で乳糖を分解する菌がないため、多くの人が下痢をしてしまいます。すでに話した通り、日本人の約85％が乳糖不耐症の体質だからです。

戦後普及した洋食は、たっぷり油を使った食事です。今や全世代で定番の食事になっています。しかし、日本人は古来、穀物、野菜、豆類を多く食べ、魚をたまに食べるくらいの菜食中心の食事をしてきた民族です。急速な食生活の変化が、消化器、特に腸にとっては大きな負担になっているのです。

バターや脂身を想像してみてください。動物性の脂質は、常温では固まっています。これを食べると、人の体温では（約37℃として）なんとか溶けてもドロッとした状態で、サラサラではありません。人の消化器には脂肪の分解を行う酵素もありますが、動物性の油は消化吸収に時間がかかるので、腸内に留まる時間が長いのです。

これらの動物性の脂肪やたんぱく質を待ち構えているのが、大腸に棲みついている腸内細菌です。その中でも大腸菌やウェルシュ菌などの悪玉菌たちが問題です。悪玉菌たちは、動物性の脂肪やたんぱく質が大好物です。さっそくこれらを食べては増殖し、アンモニア、インドール、スカトール、アミン、硫化水素など、悪臭を放ちそうなガスを生成します。

おならのことは話しましたが、悪臭はこれらの物質の毒性を反映しています。たしかにこうしたガスは有毒です。これが腸壁から吸収されると血液にのって全身に運ばれ、細胞を傷つけてしまいます。たとえば、アンモニアは強いアルカリ性物質で、柔らかい腸壁の粘膜を傷つけます。アミンは有名な発ガン物質ですし、硫化水素になると吸い込んだら死にいたる有毒ガスという具合です。

しかし、日常的な発生量からすれば命にかかわるほどではありません。人の消化器にはこうした物質の毒性を中和する働きがありますし、野菜や豆類、果物など食物繊維やビタミン類が豊富な食べものを一緒にたくさん摂れば、毒性は中和され、大きな問題にはなりません。ただし気をつけてほしいのは、食事内容や生活習慣によっては有毒物質が始終発生することになり、それが血液に乗って全身に回ってしまうことです。

イモや豆類はどうでしょうか。野菜など食物繊維の豊富な食べものは、腸内では消化吸収がよく、大腸でこれらを待っているのが乳酸菌などの善玉菌です。こうした食品が分解されて発生するガスは、それほど臭くありません。

また同じ動物性でも魚の脂肪は不飽和脂肪酸で、常温でも液体です。消化吸収しやすく、血液中では悪玉コレステロールや中性脂肪の調節をしてくれます。血管の内側にこびりつくこともないので、動脈硬化を防いでくれます。

活性酸素の有害性に気づきましょう

動物性の脂肪やたんぱく質は消化に時間がかかることで、腸内に長く留まって酸化が進み、活性酸素が大量に発生します。小腸も同じですが、大腸では腸内細菌の中の悪玉菌が動物性の脂肪やたんぱく質の消化分解を行うために、ここでもガスと一緒に活性酸素を発生させます。

これから説明することは大事なことですから、よく理解してください。つまり動物性の脂肪やたんぱく質は、有毒なガスだけではなく活性酸素を発生させながら体内に吸収されていくことになるわけです。血管内ではこれらが分解されてできた悪玉コレステロールや中性脂肪が壁面にこびりつきます。

そうして徐々に血管を狭く硬くして動脈硬化を引き起こすことになります。

十分に餌をもらった悪玉菌が優勢になると、それまでは傍観していた腸管免疫も黙ってはいません。免疫細胞の一種である顆粒球《かりゅうきゅう》（好中球、好酸球など）が増え、悪玉菌を攻撃します。しかし、顆粒球は攻撃するときに活性酸素を放出するため、悪玉菌だけでなく腸壁も傷つけてしまうのです。また腸管では、顆粒球が増えたことによって、相対的にリンパ球（白血球）が減り、免疫のバランスが崩れるという現象が起ります。

こうしてみて分かるのは、腸内というのは私たちが食べたものに大きな影響を受けるということです。だから、腸内環境を悪化させる食べものばかり食べていると活性酸素が大量に発生して、腸管だけではなく、全身に悪影響が及ぶということが理解されたことと思います。

食生活の違いや生活習慣の違いが、腸内環境に顕著に表れます。ちょっと乱暴な言い方をすれば、楽をしておいしい食べものばかりを食べていると、腸内環境は悪化するばかりだということになるでしょう。

ストレスも活性酸素を発生させます

ストレスも、腸内環境にかかわっています。私が便秘に苦しみ、カラダを痛めつけてしまったのも、朝から晩まで必死で夢中になって働いているうちに仕事や私的なことがストレスとなって、じわじわと肉体も精神も弱らせてしまったからでした。その要因が活性酸素です。なぜ強いストレスで活性酸素が生じるのでしょうか。強いストレスが生じると、交感神経が多大な緊張感を起こして副交感神経が麻痺してしまうことから生じるのです。

ストレスで交感神経が多大な緊張を起こすのはなぜでしょうか。それはアドレナリンという防御の働きをするホルモンが出て、交感神経を活発に働かせ、外に向けて身構える態勢をとることによります。

いわゆる闘争態勢を本能的にとるようになります。すると、相対的には内臓を支配する副交感神経が麻痺状態になります。こうした麻痺状態では、胃も腸もまったく働かなくなってしまいます。

そうなると、胃や小腸や大腸では腐敗菌が急速に繁殖します。つまり、ガスが溜まって、消化吸収が甚大に悪くなります。腐敗菌を退治するためには、好中球やマクロファージが出てきて、活性酸素を武器として細菌を殺します。しかし、過剰な活性酸素が今度は正常な細胞を痛めつけてしまいます。

ストレスが次から次へと長く続く場合、カラダの内部は活性酸素だらけになります。この状態は、あらゆる病気の因子となってしまいます。最悪の状態、ガンに繋がっていきますから、ストレスを侮ってはいけません。

腸内で活性酸素が大量に発生しています

活性酸素は生活習慣病のほとんどの原因や要因だといわれています。日焼けからガン、その他の生活習慣病まで、さまざまなトラブルや病気を引き起こすことが分かってきています。そのために、活性酸素の害からどのように身を守るかが大きな課題です。

ところが活性酸素は、酸素のあるところに必ず自然発生するものなので、「発生」そのものを防ぐことは不可能です。人は1日に約500gの酸素を呼吸して体内に取り入れています。その酸素は、私たちが食べた食べもの（有機物）を体内で燃焼させ、エネルギーを作るために消費されます。

私たちは息をしています。つまり酸素を吸い込んで生きているのですから、このメカニズムはどうしようもありません。その酸素のうち、約2％が活性酸素になります。2％という数字だけを見ると少ないようですが、発生するのは60兆個あるといわれる人の細胞においてなので、ミクロのレベルではかなりの量になります。活性酸素にも良い働きをするものもあります。良い活性酸素はウイルスや細菌を殺菌してくれます。悪い活性酸素は血管や遺伝子を傷つけたり、病気の元を作り出します。

カラダの中でも腸で発生する活性酸素が最大の問題なのです。腸はすでに説明したように複雑かつ膨大な仕事をする臓器です。エネルギー消費量が多い部位ほど酸素を使うので、活性酸素も大量に発生してしまいます。

そして腸は外部から摂り入れた栄養をカラダの中に吸収する臓器です。そのときに有害なものがあれば免疫細胞が活性酸素を発生してこれを排除しようとし、吸収された栄養にも活性酸素を発生させるものがあるのです。

ですから、腸内で発生する活性酸素をどうするかは、全身の健康にかかわってくることになります。

腸内環境を改善する食事はなんでしょうか

腸内環境を整えるためには、善玉菌が優位になる食事がお勧めです。腸内細菌も私たちが食べたものを腸内で食べ、消化分解して生きています。善玉菌を優位にするためには、やはり善玉菌の好きな食べものである食物繊維をしっかり摂ることです。今までにも、ところどころで「食べてはいけない食品と、食べてもいい食品」について例を挙げてきましたが、ここではもう一度具体的な話をしていきます。

食物繊維の豊富な食べものには次のようなものがあります。主食では玄米や大麦、ひえ、あわなどの雑穀類です。ふだん白米を食べている人は、そこに玄米や雑穀を混ぜてご飯を炊くといいでしょう。玄米の効用については、前の章でくわしく話しました。ある日突然玄米を主食にしようとしても玄米が硬いので、すぐに挫折してしまうことがあります。ですから、最初は白米に少しずつ混ぜて食べてもいいでしょう。食べるときは、よく噛んで食べることが大切です。噛むことは脳を刺激し、ボケ防止にも繋がります。

たんぱく質は、大豆や豆製品を積極的に食べましょう。もちろん遺伝子組み換えではない大豆に限ります。大豆は自然発酵した味噌、醤油、納豆、豆腐、油揚げなどさまざまな食品になっています。お豆腐屋さんには、がんもどきや厚揚げなどもあり、豆乳も手に入れられます。豆乳はそのまま飲んでもいいですし、冬には豆乳で野菜たっぷりの鍋も楽しめます。今は、お豆腐屋さんが少なくなってきていますが、できればお豆腐屋さんを探して、手づくりのお豆腐などを味わっていただきたいものです。

野菜では、根菜類のゴボウ、ダイコン、レンコン、ニンジン、葉もののモロヘイヤ等たくさんあります。根菜は総じて食物繊維が豊富です。イモ類は種類によりますが、糖質の多いジャガイモよりはナガイモ、ジネンジョ、サ

食物繊維の種類

水溶性食物繊維	水に溶けやすく、その特徴は胃腸内をゆっくり進み、糖の吸収をゆるやかにします。 コンブやワカメなどの海草類、キノコ、こんにゃく、野菜、イモ類など
不溶性食物繊維	名前の通りで、水に溶けにくく消化吸収がされにくいのが特徴です。しかし、その特徴が腸内の不要なものを抱え込み、便となって排泄します。 大豆類の豆類、玄米や雑穀（皮付き）など

トイモなどがお勧めです。ほかにもキノコ類、海草類などはカロリーも低く、たくさん食べても大丈夫です。

バランスの良い腸内細菌の比率は2対1対7といいました。善玉菌を優位な状態にするには、直接乳酸菌を食べるのも有効です。

乳酸菌といえば、味噌、醤油、キムチ、漬け物なども乳酸菌が豊富な発酵食品です。ただし、味噌、醤油は自然発酵のものを摂るようにしましょう。納豆は乳酸菌ではなく納豆菌ですが、やはり腸内環境に良い食品です。

「乳酸菌は消化酵素で死んでしまうから腸まで届かない」とよくいわれるのですが、死んでも善玉菌のエサになるので効果はあります。「生きたまま腸まで届く」乳酸飲料はもちろん有益です。ただし、生きて腸まで届いても、悪玉菌を押しのけて新たな乳酸菌がすっかり植え代わるとまではいかないようです。腸内細菌の縄張り意識はすごく強いらしいので、たくさん乳酸菌を食べても、すでに棲んでいた乳酸菌の領域をわずかに広げるぐらいかもしれません。それでも、積極的に乳酸菌を摂っていると、便秘の解消やアレルギーの改善など徐々にカラダが変わってくるのが実感できるでしょう。

腸内環境が悪化する要因はまだまだある

腸内環境を悪化させる食品としては、すでに話しましたように、動物性のたんぱく質や脂質の多い食品になります。牛乳やバター、牛肉、豚肉などということです。こうした食品は消化吸収に時間がかかるので、腸内に長く留まって便秘の原因になり、大腸では腸内細菌の悪玉菌の餌になって有毒ガスを発生させます。この過程で酸化が進み、大量の活性酸素を発生させてしまうわけです。といって、動物性食品はすべてダメというわけではありません。どうしても肉が好きだという人に、すぐ肉食をやめてくださいといったら、ストレスが溜まってしまうかもしれません。肉を食べるときは野菜（パクチーやクレソン、パセリ）、キノコ類などを一緒に多めに食べたり、まずはできる範囲で、なるべく食べないようにして、徐々に腸内環境を良くする食品で食事をするようにしていったらいかがでしょう。

また、腸内環境を悪化させる要因については、ほかにも意識されておかれたほうがよろしいと思います。その要因とは、過度のアルコール、医薬品、化学合成添加物、加工食品などが挙げられます。

アルコールは、アルコールそのものが発ガン物質であり、アセトアルデヒドという強い毒性を生成します。これが肝臓で分解されるときに活性酸素を発生させます。ですから、大量の飲酒は大量の活性酸素を発生させてしまうということです。日本人は、アルコール分解酵素が少ない人が多いので、アセトアルデヒドが全身に回ってさまざまな害を及ぼすことになります。

医薬品の中には抗生物質のように、腸内細菌を殺してしまうものがあります。また抗ガン剤の一部は活性酸素でガン細胞を殺す働きをしています。もともと毒性が強い薬が多いので、腸内細菌や腸の粘膜を傷つけます。

加工食品には腐らないように、おいしく見えるように、さまざまな化学合成添加物が入っていますが、中には有害なもの、活性酸素を発生させるものも少なくないことを認識してください。お弁当に揚げものを多く入れるときは、脂質が酸化しやすいため、腸には負担になることも考えておきましょう。

タバコは、腸には直接関係ありませんが、口腔、喉、肺などの呼吸器で直接活性酸素を発生させて炎症を起こし、組織、細胞を傷つけます。ニコチンやタールは強い発ガン性があり、ガンの最大原因になっているだけではなく、血液に乗って全身に届くため、腸にも毒性が及ぶことは必至です。こうしたものは腸内環境を悪化させ、さまざまな病気の原因を招きますので、可能な限り摂取しないことが賢明です。

抗酸化物質が活性酸素を除去します

腸の汚れや腸内環境の悪化は、食事だけではなく、生活環境の変化がもたらしたものです。生活環境の変化については、のちほどくわしく話していきましょう。腸に関する悪化には、必ずといっていいほど活性酸素の発生があることもお分かりいただけたと思います。万病の元といわれるこの物質の問題は、日々大きくなっています。

しかし私たちのカラダには、活性酸素の害から身を守る抗酸化力というすばらしいものが備わっているのです。それを担っているのが、抗酸化酵素です。代表的なものにスーパーオキシドディスムターゼ（Superoxide dismutase）、略してＳＯＤがあります。ＳＯＤは、活性酸素のスーパーオキシドを無害化してくれます。ＳＯＤは、スーパーオキシドを過酸化水素と水に分解してくれるのです。

ただし、分解された過酸化水素も、まだ活性酸素です。実はほかにもカタラーゼとペルキオキシダーゼという抗酸化酵素が存在し、この２つが過酸化水素を酸素と水素に分解してくれます。この３つの酵素が連携して、スーパーオキシドを無害な状態にしてくれるというわけです。

これらの抗酸化酵素の力が強力で、どんな活性酸素も分解してくれるなら問題はないのですが、実はそうはいかないのです。ＳＯＤなどの抗酸化酵素は加齢とともに減少し、抗酸化力も徐々に衰えていきます。特に40代以降の衰えが著しいために、生活習慣病にかかわる人が増加するのではないかと考えられています。個人差もありますが、40代以降は老化が進み、カラダの機能が徐々に衰えて、病気にもかかりやすくなっていきます。

それではSODの減少を補うものはないのでしょうか。補う物質もあります。たとえばビタミンC、ビタミンEといったものです。これらは抗酸化ビタミンと呼ばれ、主に野菜や果物から摂取できます。ホウレンソウやカボチャなど緑黄色野菜に含まれるβカロテンやトマトで有名なリコピンなどのカロチノイドも重要な抗酸化物資です。

ポリフェノールの仲間にはお茶のカテキン、タンニン、ブドウのアントシアニン、赤ワインのレスベラトロール、ソバのルチン、大豆のイソフラボンなどがあります。ポリフェノールは、植物の樹皮や皮に含まれる色素や苦い成分で、植物が強い紫外線から身を守るために作り出したといわれています。

これらの抗酸化物質は、主に野菜などの食べものから摂ることができます。

「野菜を食べていますか。野菜をたっぷり食べないとカラダに良くないですよ」

という声を聞くことが多いですね。それは、野菜＝植物が生命維持のために作り出した多種多様の成分をもっているからです。

植物は動物と違って移動できません。つまり、紫外線を浴び続け、活性酸素の害と戦いながら生きているわけです。そのために、こうした抗酸化成分を作り出したのだろうと考えられています。野菜は無農薬をお勧めします。

サプリメントで不足分を補いましょう

私のクリニックでは毎日の食事を大切にしていただくために、食事療法をお勧めしています。それには「健康腸寿食」を作っていただきたいと思います（「健康腸寿食」については後の章で説明いたします）。病気を治すためだけではなく、病気にならないカラダを作り、未病の段階で発見し、早めに予防することがもっとも大事だという、予防医療の一貫した考えからです。

「食べものでカラダは作られている」ということを再自覚してもらうとともに、特に若い世代の方たちに、自分のみならず子どもたちや子々孫々まで影響を与えることを認識してもらいたいと思っています。

ガンや糖尿病、その他の生活習慣病、あるいはアレルギー疾患などは正しい食生活でかなりの改善が可能です。これは、私が乳ガンになってから体験したことでもあり、みなさんには切実に訴えかけたいことです。

私がお勧めしているのは、やはり肉や乳製品はなるべく減らして、日本食及び野菜中心の食事です。たんぱく質は大豆などの豆製品から摂ります。お米は玄米プラス雑穀です。こうした食材は、基本的には自然農法や無農薬、無化学肥料のオーガニック食材です。農薬や化学合成添加物、品種改良や遺伝子組み換えによる作物の恐ろしさについては、すでに説明しました。私は、可能な限り自然に近い栽培をした食材を食べることをお勧めしています。幸い今は、そうした食材が比較的楽に手に入れられるようになりました。

しかし、忙しい現代人に、すべてオーガニックの食品で毎日手作りの食事をしてください、とはいえません。そんなことを真剣にやりすぎるとストレスになって、かえって腸内環境を悪くしてしまうからです。できる範囲で、なるべく化学物質で汚染されていない食品、無化学肥料などの有機食品を選びましょう。食物繊維をたくさん食べて、腸内をきれいにしましょう。

そして不足分は、サプリメント等で補ってかまわないと思います。特に菜食主義の方は不足するものもありますので、注意してください。現在市場には多種多様のサプリメントがあり、ビタミン、ミネラル、食物繊維、乳酸菌、カロチノイド、ポリフェノール等、効能を調べて手に入れることができます。しかし、中には内容成分がそれほど含まれていないものもありますので、サプリメントにくわしい医師に相談しながら補ってください。

これまで話してきたことでお分かりのように、ほとんどの健康問題や病気には活性酸素がかかわっています。ですから、抗酸化物質が有効なはずですね。

できるだけ広範囲に効果のある抗酸化物質で補えれば解決できます。その効果のある抗酸化物質で、もっとも強力と思われるのが「水素」です。

「水素」は活性酸素を無害な水に

近年、「水素」がたいへん注目されてきていますが、水素自体は工業分野では幅広く利用されている物質です。石油精製や化学製品製造にとっては水素が欠かせない存在でした。昨今では燃料電池の材料としての重要性が増しています。燃料電池はCO_2を排出しない、最終的には水しか残さない《究極のクリーンエネルギー》として今後ますます広まっていくことでしょう。

その水素が、酸素と結びついて水になるという性質から、健康医療分野で注目されるようになってきました。中学の理科の時間で、水の電気分解の実験をやったのを覚えていますか。水に電極を通して、プラス極とマイナス極から電気を流すと、プラス極には水素が、マイナス極には酸素が発生するという実験です。

この反応を逆にすると、酸素は水素と結びついて水になるわけです。この反応はとても興味深い結果で、水素は活性酸素とも結びついて、ただの水にしてしまいます。これまで活性酸素の害を除去するのは、ビタミンや酵素などの抗酸化物質しかないと考えられていましたが、ここに思いもよらない救世主「水素」というシンプルでストレートな元素が現れたのです。

物質としての水素の基本情報は次の通りです。

水素は原子番号1番、元素記号はHです。英語でhydrogenと表記します。常温常圧では無味無臭の気体です。水素といったときには一般的にH_2、つまり水素原子が2つくっついた水素分子を指します。身近なところではH_2Oつまり水を構成する元素です。

水素は宇宙でもっとも軽く、もっともたくさん存在する元素です。地球が属する太陽系の中心・太陽はその約70％が水素でできています。非常に小さな物質ですが、その存在感は際立っています。

活性酸素は、電子が欠けて不安定になっていることから、周囲の電子を奪って安定しようとします。この電子を奪うことが「酸化」という現象で、物質を錆びつかせ、傷つけ、劣化させるのです。一方、水素は活性酸素に触れると電子を与えます。これが「還元」という現象で、その結果、活性酸素は無毒になり、ただの水となって姿を消してしまいます。

水素と酸素から水を作る実験も、中学や高校で行います。水素も酸素も気体なので、気体と気体を混ぜて液体ができる現象は不思議ではありません。それなりの実験道具を使って、気体の水素と気体の酸素を混ぜてエネルギーを加えると、ボンッと激しく反応して水ができます。ただし、慎重にやらないと爆発に繋がるので、最近の学校では行わないかもしれませんね。
もちろん純粋な元素同士を反応させる実験と異なり、体内ではもっとゆっくりじわじわと反応が進むため、結果も穏やかです。

ヒドロキシラジカルは凶悪犯です

今までは、活性酸素の害について話してきました。しかし、活性酸素の良い面もあります。代表的な活性酸素には、スーパーオキシド、過酸化水素、一重項酸素、ヒドロキシラジカルの4種類があります。これらの活性酸素はバラバラに発生するものもあれば、形を変えて他の活性酸素に変わるものもあります。

体内でもっともたくさん発生し、また最初に発生するのがスーパーオキシドです。この物質が電子を失うと過酸化水素に変わります。スーパーオキシ

もっとも凶暴なのが
ヒドロキシラジカル

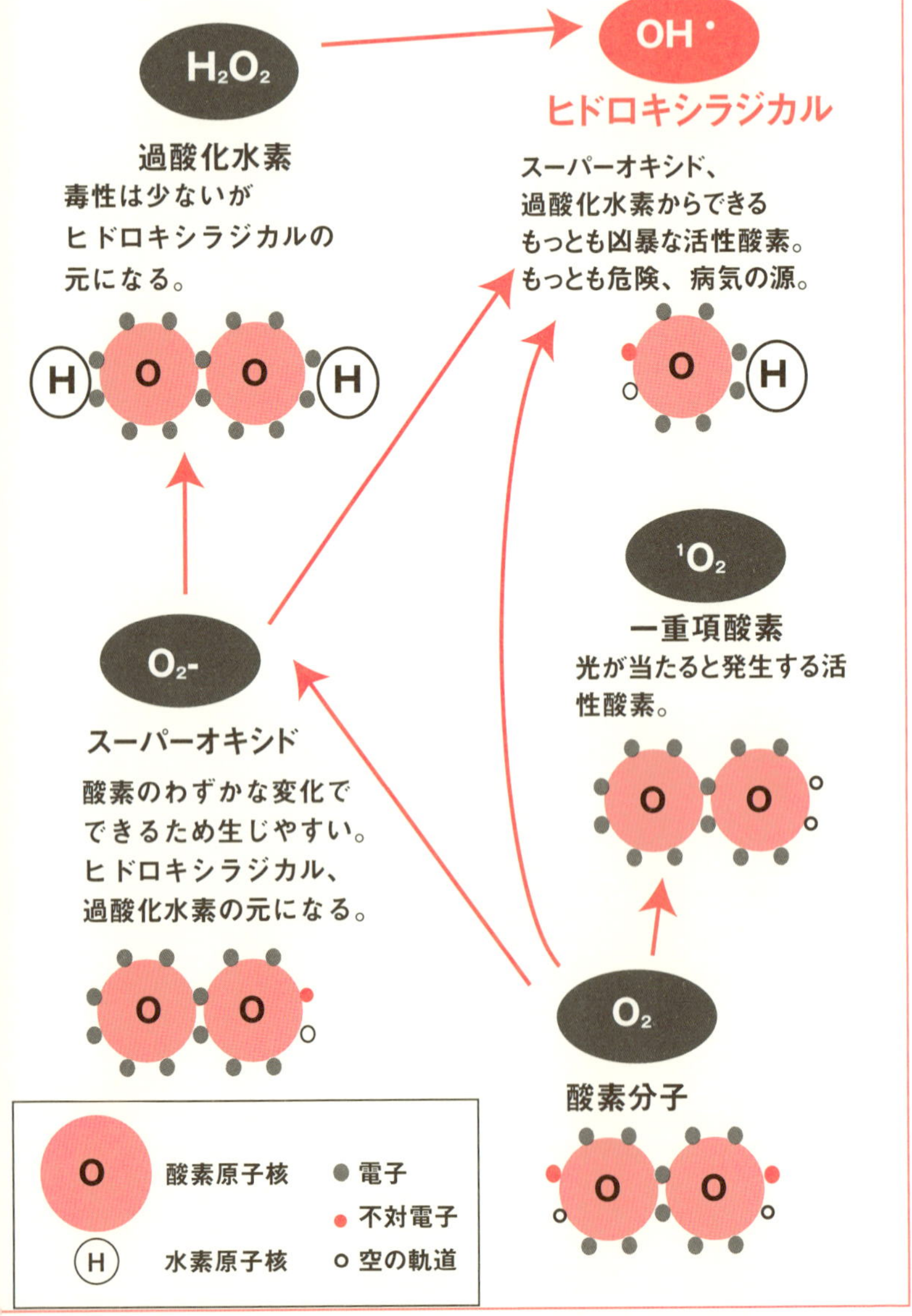

カラダの中で、
酸素から活性酸素が発生しています。

酸素は、電子を８個もつ原子です。通常は原子が２個ずつペアの分子 O_2 として安定した状態で存在します。

なんらかの原因で原子のペアが崩れてしまうと、不安定な活性酸素に変化してしまいます。活性酸素は、他の物質の電子を奪って、安定しようとします。この電子を奪う現象を「酸化」といい、電子を奪われた物質はダメージを負うことになります。

代表的な活性酸素には、以下の４種類があります。

①スーパーオキシド
ミトコンドリアがエネルギーを発生させる際に生まれる活性酸素で、片側に１個の不対電子を持つのが特徴。

②過酸化水素
スーパーオキシドがSOD（121ページ参照）によって分解される際に生じる。体内酵素（カタラーゼなど）で分解され、水や酸素になって体外に排出されますが、ヒドロキシラジカルの元でもあります。

③ヒドロキシラジカル
酵素で分解されずに残った過酸化水素が、金属イオンやスーパーオキシドと反応することで発生。酸化力が非常に強く、「細胞障害型」と呼ばれ、細胞だけでなく遺伝子も傷つけるため、ガンの原因のひとつと考えられている。

④一重項酸素
紫外線によって発生する活性酸素で、強い酸化力があり、皮膚のシワ、シミなどの原因となる。

ドと過酸化水素は、体内に侵入する細菌などを殺すために白血球が出す物質でカラダを守る働きをしてくれます。殺菌という点では不可欠な物質です。この性質を使った殺菌のことについても先に話しました。注意点は、ただ殺菌だけではなく、周囲の細胞も傷つけてしまうので、両刃の剣であるところです。それでも、この2つの活性酸素は、人にとってはなくてはならない存在です。ただし、過酸化水素は、細胞内の銅や鉄などのミネラルを触媒にしてヒドロキシラジカルに変わってしまうので油断はなりません。ヒドロキシラジカルは、4つの活性酸素の中でももっとも凶暴な性質をもっていて、遺伝子に傷をつけて発ガン性を招く犯人だということは話しました。

一重項酸素は、紫外線がもたらす活性酸素です。一重項酸素についてもさらに説明しましょう。私たちが日光を浴びると、日光の中の紫外線が皮膚でこの活性酸素を発生させます。表面的には日焼けという反応ですが、皮下ではコラーゲン、エラスチン等のたんぱく質を酸化させ、シミ、シワの元になります。頭皮では毛根周辺と毛母細胞を傷つけて、抜け毛、薄毛の原因になります。老化を進める張本人です。

活性酸素の中では、このヒドロキシラジカルと一重項酸素が、特に悪い活性酸素ということになります。

活性酸素の中で最凶の活性酸素で、活性酸素の最終形であるヒドロキシラジカルは、過酸化水素が変質する場合もあれば、酸素から一気にこの形になる場合もあります。ヒドロキシラジカルは、非常に酸化力が強く、あらゆるものを傷つける凶悪犯であることをしっかりと認識しておいてください。

特に、糖、脂質、たんぱく質、核酸（DNA、RNA）といったカラダを作る成分を酸化してしまうので、影響がカラダ全体に広がってしまいます。たとえば、細胞のガン化は、ヒドロキシラジカルが核酸を傷つけて突然変異を起こすことがきっかけだと考えられています。また糖尿病、動脈硬化などの生活習慣病、認知症、アレルギーなどの難病にも、発症から症状の悪化まで、やはりヒドロキシラジカルが深くかかわっているのです。

最強の抗酸化物質は「水素」です

予防医療として食事療法の大切さを十分お分かりいただけたのではないかと思います。しかし、現代の世の中では、完全なる食事療法を実践するのはむずかしいところがあるでしょう。それを補うために強力な助っ人がいます。それが、サプリメント「食べるマイナス水素イオン®」です。

カラダの中でもっとも重要な臓器である腸に、食事や生活習慣が原因で、活性酸素が大量に発生すると、全身が蝕まれてしまいます。この活性酸素を除去するために、星子クリニックでは水素の力を活用しています。ここで水素にある4つの力を説明しましょう。

①ヒドロキシラジカルを無害にします

水素という物質のもっともすごいところは、最凶の活性酸素ヒドロキシラジカルをあっさりと無害化してしまうことです。ヒドロキシラジカルは、周囲のものを手当たり次第酸化してしまうのですが、相手が水素だと同時に還元され、消滅します。後に残るのはなんの害もない清らかな水だけです。どんな抗酸化物質も、これほど効率よくヒドロキシラジカルを無害化できるものはありません。

②非常に小さく、どんなところでも入っていけます

水素分子は極めて小さく、世界最小どころか宇宙で最小です。単位は0・1ナノメートル。1000万分の1ミリです。直径0・001ミリといわれるミトコンドリアの1万分の1。小さすぎてイメージがわいてきませんが、それほど小さいのです。そのため、次の特徴の水溶性、脂溶性と合わせ、どんなところにも入っていける特徴があります。

③水にも油にも溶けます

水溶性と脂溶性があるということは、水にも油にも溶けます。細胞は、細胞膜が脂質、内部の細胞質は水溶性です。細胞内部にもさらに細胞核があり、これも脂質の膜に包まれています。生命の設計図である遺伝子は、このように大切に守られています。水素は油にも溶けるので、細胞膜を通り抜け、細胞内に入り込むことができます。水溶性の細胞質にも入り込めます。

一方、抗酸化物質のビタミンCなどは水溶性なので、細胞膜を通り抜けられず、細胞内部に入ることができません。逆にビタミンEは脂溶性なので、細胞膜は通り抜けられても、細胞質には入れないのです。

カラダ中どこへでも移動して細胞に入り、さらにその中のミトコンドリアにも入り込めるのは、水素の大きな特徴です。

④カラダのすみずみまで届きます

非常に小さく水にも油にも溶けるのが水素です。このような性質をもつので、カラダのすみずみまで、届かないところがありません。60兆個といわれる全身の細胞に届き、その内部のミトコンドリアに入り、活性酸素と結びついてこれを無害にすることができるのです。

特に、水素が血液脳関門を通り抜けるのは、すばらしいことです。血液脳関門とは、脳神経を有害なものの侵入から守る関門で、糖や脂質は通るものの、有益であっても入り込めないものがたくさんあります。

この組織はまだ多くの謎に包まれており、通過できるものとできないものの明快な基準は不明です。小さいものなら通るとは限らず、そのため脳の治療薬でも通らないものがあり、研究者たちを悩ませています。

その点、水素はこの関門を通り抜け、脳の血管や神経細胞に到達します。そして発生しているヒドロキシラジカルなどの活性酸素を除去することができます。このことは、活性酸素がかかわっているアルツハイマー病やパーキンソン病などの脳の難病に、水素が有効であることを示しています。すでに動物実験では、水素がパーキンソン病の進行を抑制したという報告が多数あ

水素の４つの力

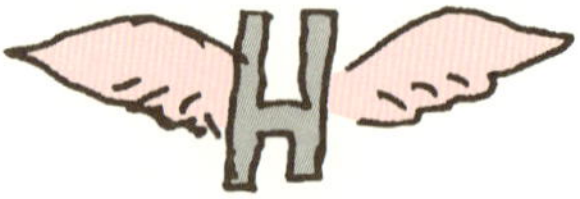

1

ヒドロキシラジカルだけを消去する

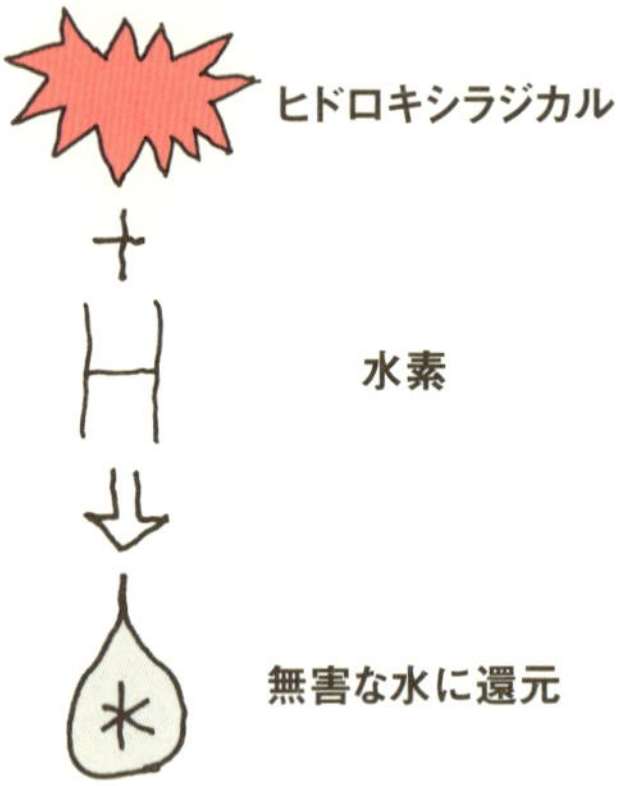

2

水素は最小の抗酸化物質

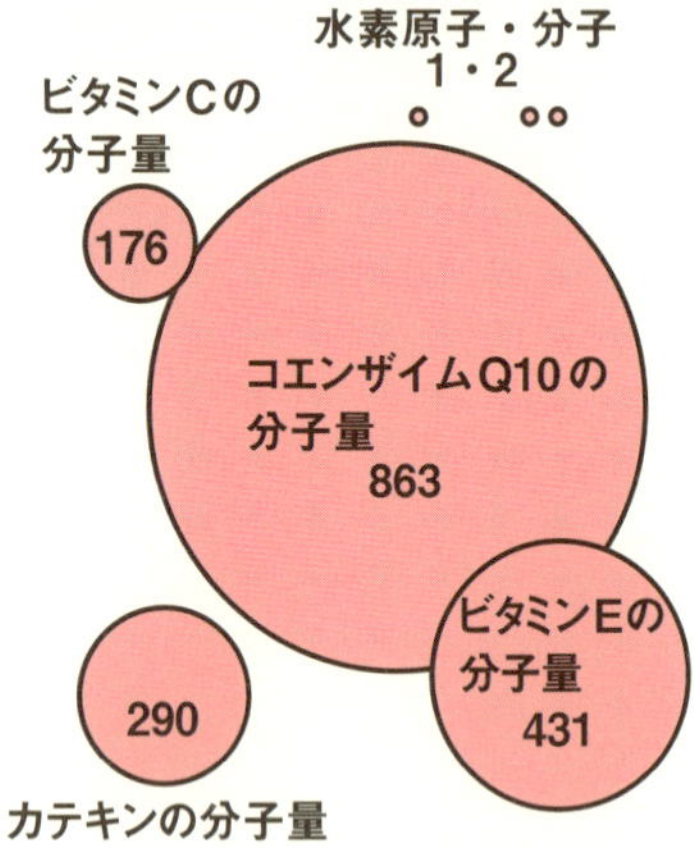

3

水にも油にも溶ける

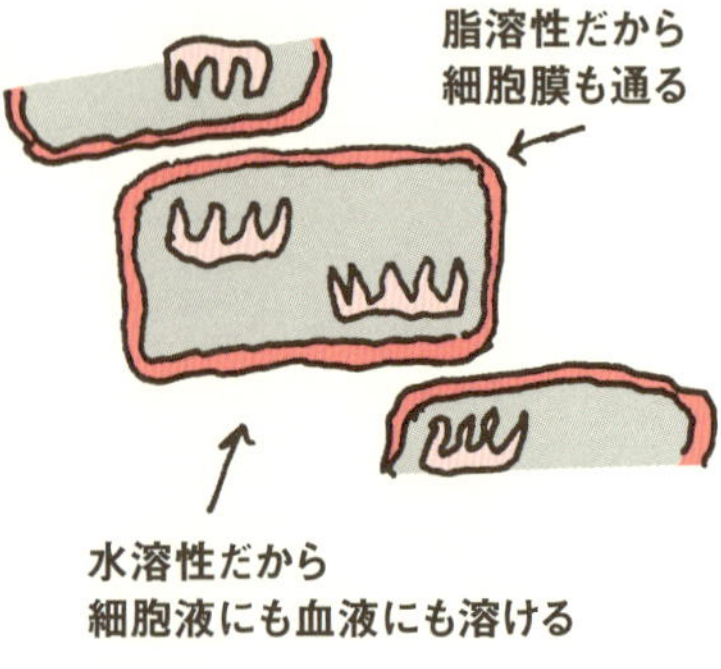

4

カラダのすみずみまで届く

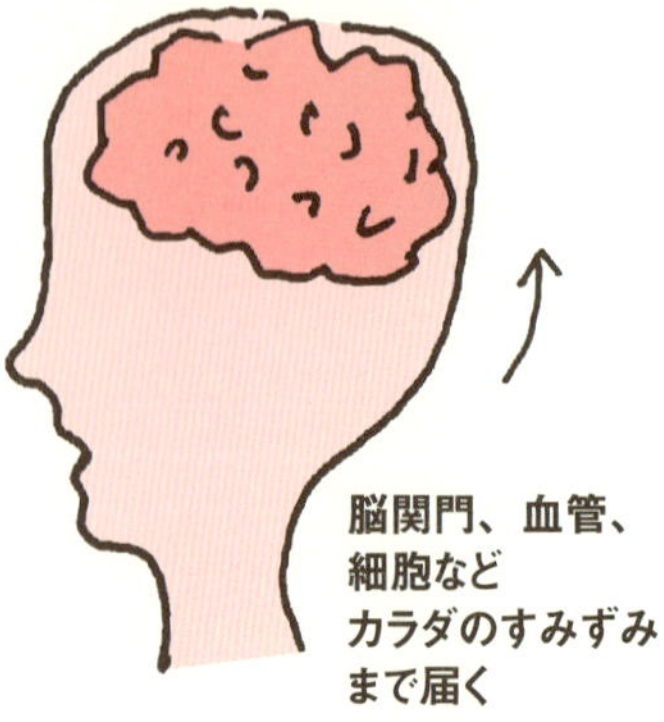

り、人体での有効性が期待されています。

ヒドロキシラジカルの弱点を突きます！

活性酸素というやっかいな物質を、体内において消去したいのはどこでしょうか。それは「腸」といえるでしょう。腸は人という生物の生命の根幹です。動物すべての基本であり、ひな形といってもいいでしょう。人を含めてすべての動物は、腸という基本的なシステムから進化し派生したものです。

ここで最後にもう一度腸についておさらいをしてみましょう。まず小腸は、今「第2の脳」といわれていることです。小腸は脳の命令を受けずに消化吸収のすべてをつかさどり、独自の判断で働いています。消化器系のみならず、全身の免疫の中心的存在であり、全身に必要なホルモン生産にかかわる内分泌系の組織でもあることです。

一方で大腸は、膨大な数の腸内細菌に棲みかを提供し、彼らの多彩な能力を活用して全身の機能と健康維持にかかわっています。腸内細菌、腸内フローラは今もっとも医学研究がさかんな分野であり、ここからさまざまな病気予防や治療の新しい道が開けていくだろうといわれています。

これまで指摘してきたように、カラダの中でもっとも重要な臓器である腸が、食事や生活習慣が原因で非常に汚れ、活性酸素が大量に発生しています。脳までを含めた全身の健康のために、活性酸素を除去するのならば、まずは腸に集中していかねばなりません。腸をターゲットにすれば、結果として全身の活性酸素除去に繋がるのですから、まさに一石二鳥といえるでしょう。

その活性酸素の代表的な4つの中で、特に退治したいのがヒドロキシラジカルだということがお分かりいただけたと思います。もっとも凶暴で酸化力の強い活性酸素ですが、1つの弱点があります。それは手当たり次第に周囲を酸化しようとするので、抗酸化物質ともすぐにくっついてしまうことです。

ヒドロキシラジカルは発生すると、周囲の糖、脂質、たんぱく質、核酸などを瞬時にとらえて酸化しようとします。そこに抗酸化物質があれば、すぐに吸着します。ここがポイントです。瞬時にとらえたものが水素だったら、たちどころに、ただの水になって消滅（水の一部になる）してしまうのです。これはヒドロキシラジカルの凶暴さを逆手にとった作戦です。これがほかの活性酸素ではこのようにはいきません。

「瞬時に」といったのは、ヒドロキシラジカルという物質が、非常に寿命が短く、発生するとすぐに消えてしまうからです。消えてしまうといっても、なくなるわけではなく、ほかの物質に変化してしまうのです。つまり、ヒドロキシラジカルが悪事を働く（周囲を酸化する）のは極めて短い時間なので、「瞬時に」これとくっつける抗酸化物質が有効であるということになります。

ヒドロキシラジカルの「瞬時の」酸化に対抗できるのは、瞬時の還元ができる「水素」が最適なのです。

健康腸寿のセルフメディケーション③

水素は活性酸素を水に流す

最凶の活性酸素、ヒドロキシラジカルは、手あたり次第に周囲に手を出して酸化しようとします。そこに水素が登場すればすぐにくっついてしまいます。相手を選ばぬ、強力な酸化力が実はヒドロキシラジカルの唯一の弱点です。ヒドロキシラジカルを還元しても、唯一有害物質を出さないのが、水素です。出すのは無害な“水”だけ。水素の方が極悪ヒドロ君より一枚上手だったのです。

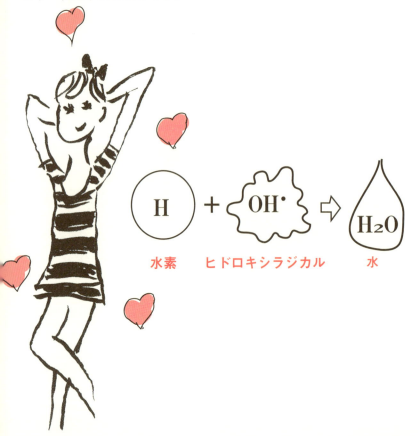

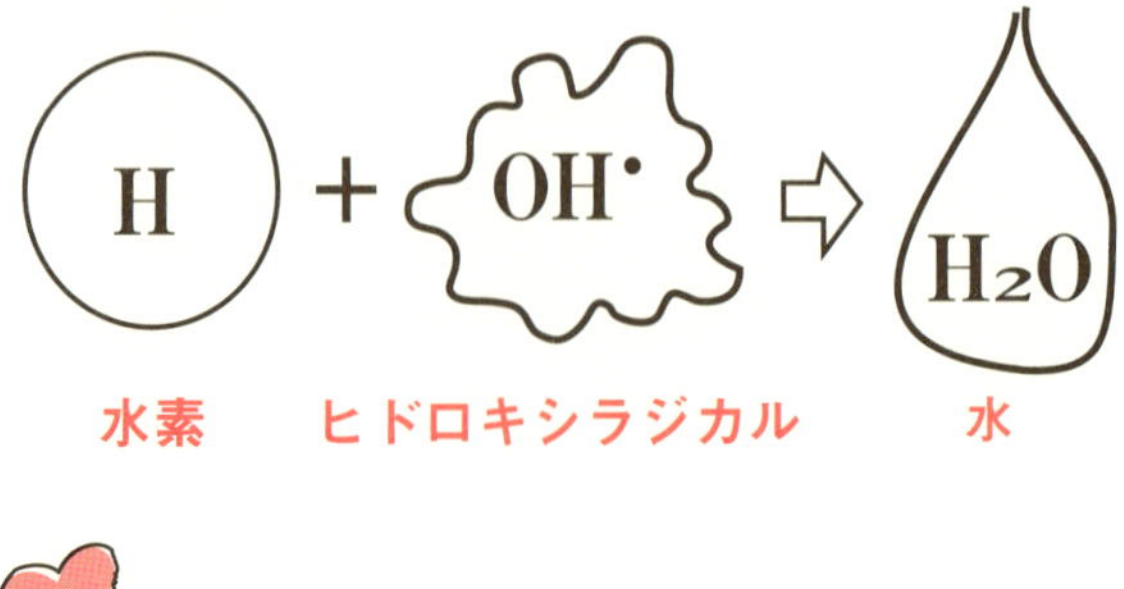

4 活性酸素を出さない工夫をしましょう

―自分のカラダは自分で守る―

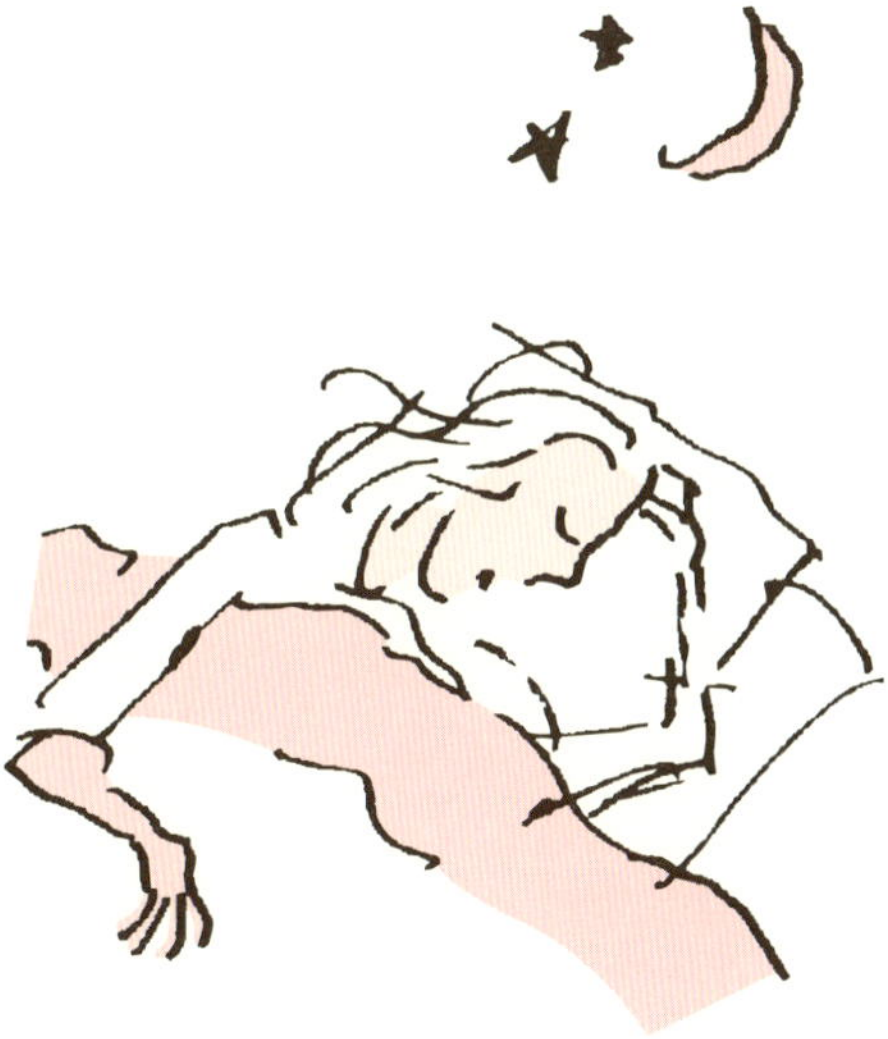

〝セルフメディケーション〟を考えよう

私は予防医療としてのセルフメディケーションを勧めています。自分の健康状態には自分で責任をもつという自覚が大事ですし、生活習慣や食習慣が健康維持の基本ですから、医薬品に頼ってばかりいるようなことでは本当の健康なカラダはつくれません。

自分の体調がおかしい、カラダがだるいなどの症状が生じたとき、その要因を考え、一つひとつ思い当たることをメモすることで対策が生まれてきます。私が「気づき手帳」を作ったように、みなさんもぜひ作ってみてください。**セルフメディケーションのポイントは、自分を見つける、自分を見つめる、自分の状態を考えて、良い方向へ自分自身で変えていくことです。**

WHO（世界保健機関）から2000年にセルフメディケーションについて

「自分の健康に責任をもち、軽度なカラダの不調は自分で手当てすること」というガイドラインが出されました。健康を管理し、または疾病を治療するセルフケアの一つです。政府からは、セルフメディケーションによって、医療保険費が抑制されるという期待がもたれています。

医療機関にも、セルフメディケーションの効果により、本当に医療を求めている人にきめ細やかな、手厚い対応ができるメリットが生まれてきます。

日本では、長年、国民の間に「健康保険」が普及しているため、体調が悪いとすぐに医者にかかり、簡単に薬をもらい、服用することが当たり前になってます。薬局から薬の入った袋をたくさんもらっている年配の方々を多く見受けます。自費診療のアメリカなどでは、なるべく医者にかからないように、自己管理としての食事やサプリメント（栄養補助食品）が、かなり研究されています。医者も食事やサプリメントについてかなり勉強しており、いろいろなサプリメントを処方しています。

アメリカでの健康に関する積極的な対策は、自費診療という条件も大きく影響していると思います。しかし、日本もこのままでいけば、人口が減る中で老年人口が増え、医療費の破綻が懸念されます。そして、介護費の破綻も見えてきます。急速な高齢化に伴って、増え続けるのが医療費です。老年人口は50年前の1・5倍、医療費は140倍で国家の税収を超えました。健康保険組合の92％が赤字というありさまです。

日本における医療費の対策を考えてみましょう。

国民1人当たりの生涯医療費は2500万円。65歳以後では1200万円かかります。これを半分に抑えれば国全体で年間16兆円節約可能です。予防にかかる費用が月額10万円としても高額治療費に優ります（1回300万円の抗ガン剤もある）。

予防のための知識と実践法を会社単位で普及することが大切です（人は

理解すれば明日から行動が変わり結果が変わる)。

平均寿命より健康寿命を延ばす工夫を

日本人の平均寿命は世界でいちばん長くなっていますが、健康寿命となると話は別です。平均寿命とは、生まれてから死ぬまでの時間のことです。寝たきりでも健康でなくても平均寿命は延びるのです。しかし、いつまでも元気でいたいと思うのは当たり前のことです。子どもから手が離れたら、夫婦で旅行を楽しみたい、自分の趣味に時間を使いたい、と思うことでしょう。

そこで、平均寿命に変わって意識されてきたのが、健康寿命です。**健康寿命とは、介護の必要がなく、健康な生活を送ることができる期間のことです。**

次ページの表を見てください。平均寿命と健康寿命には約9年の差があります。この差が問題です。つまり、この期間は寝たきりや認知症、その他の

男女別平均寿命と健康寿命との差（2016年）

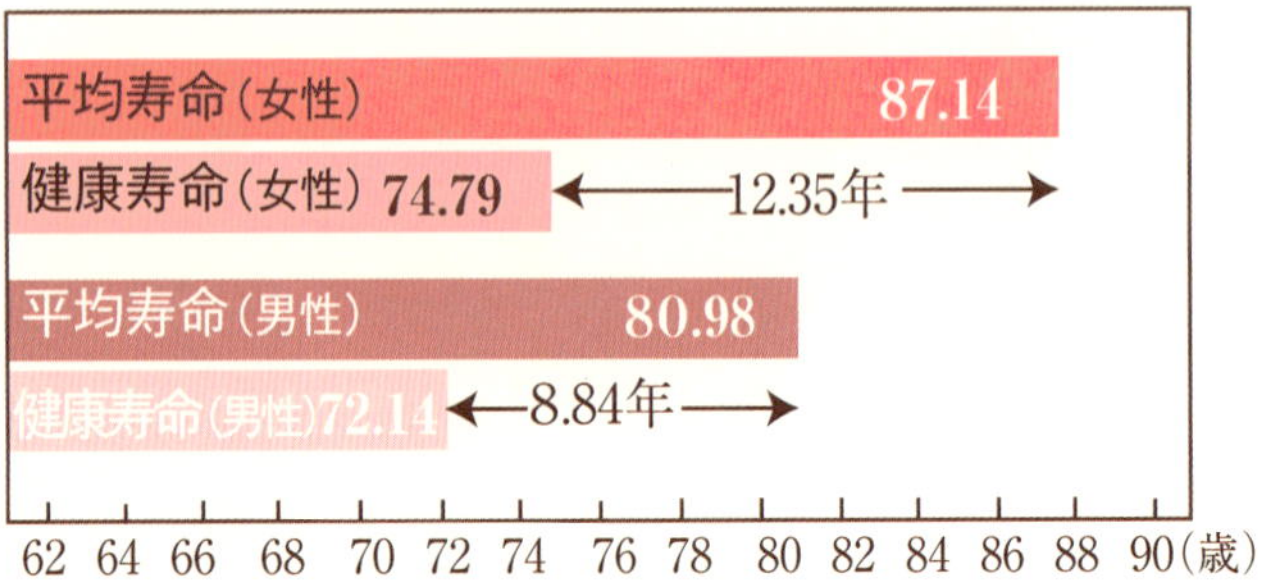

厚生労働省資料より作成

健康寿命の国別順位と平均寿命（2016年）

順位	国名	健康寿命 男女平均 （歳）	平均寿命 男女平均 （歳）	差異 （病気などの期間）
1	シンガポール	76.17	82.80	6.63
2	日本	74.81	83.98	9.17
3	スペイン	73.81	82.83	9.02
4	スイス	73.47	82.90	9.43
5	フランス	73.38	82.27	9.8
6	キプロス	73.33	80.51	7.18
7	カナダ	73.19	82.30	9.11
8	アイスランド	73.04	82.47	9.43
9	韓国	73.04	82.02	8.98
10	ノルウェー	73.03	82.51	9.48

WHO調べ

病気と闘わざるを得ない年月だからです。この年月を健康に生きることへと延ばすことが最大の重要事だということです。特色的なことは、日本や先進国は、寝たきりの時間が長いことです。また人口が年々減少していること、これは子どもの出生率が減っていることも関係しています。

現代人の健康を害する活性酸素

現代の生活で予防を考えるときに無視できないことがあります。それは、ここまで何度もお話ししてきた活性酸素の存在です。

活性酸素の「活性」とは「反応しやすい」というほどの意味ですが、活性酸素の「反応」には、人間に都合の良い働きと悪い働きとがあります。「良い働き」は、細菌やウイルスを殺して健康を守ってくれることですが、「悪い働き」は、その逆に、正常な細胞を傷つけて老化や病気を引き起こすということです。

活性酸素は、電子が欠けた不安定な物質です。そこで安定しようとして周りの細胞や体組織を攻撃して電子を奪ってしまいます。「**電子を奪う**」という**反応が、よくいわれる「酸化」で、電子を奪われた側は傷ついたり、変質したりという酸化ダメージを受けてしまいます。**

毎日呼吸している酸素の約2％は、カラダの中で活性酸素に変化します。ほかにもカラダの中では、さまざまなところで活性酸素が生まれています。

その活性酸素が、カラダの中で細胞を傷つけている！ その事実が広く知られるようになったのは、1969年、アメリカのデューク大学でJ・M・マッコードとI・フリードビッチが、体内で活性酸素「スーパーオキシドラジカル」を阻害する酵素「スーパーオキシドディスムターゼ」（SOD）を見出したことがきっかけでした。1970年代以降、研究が進む中で、活性酸素はガンや動脈硬化、脳梗塞、心臓病など万病の元となることがわかってきました。活性酸素の発生の仕組みや、消去の手だてもいろいろ研究されていますが、

日本人の健康状態

絶対的健康者	11.3%	食事、排泄、睡眠、すべてが自分でできる
相対的健康者	84.8%	半健康（半病人）、未病も含めた疾患を抱えた人

未病のうち、多い症状は①不眠、②痛み、③疲労。このうち不眠が圧倒的に多い。睡眠障害が重なると、アルツハイマー病を発症しやすい。

まだまだすべてが解明されたわけではありません。

現在は空気の汚染も50％以上の割合で危険性があります。

はっきりいえることは、現代の生活はこれまで以上に活性酸素の危険と隣り合わせということです。

多くの食物に含まれている添加物、偏った食事や食べすぎなどの問題。オゾン層の破壊からくる強い紫外線や排気ガス、ＰＭ２・５などの環境汚染物質の増加。携帯電話や電子レンジから出る電磁波。睡眠不足や喫煙、不規則な生活。運動不足や激しい運動。学校、職場、家庭などでのストレスも活性酸素を増やす要因の一つです。

だからこそ、現代生活の中で〝未病〟以上になららないような予防を考えるときに、活性酸素対策が大切だと、私は考えています。

活性酸素は老化の原因の一つであることも間違いありません。そして年をとるほど、人間が本来もっている抗酸化機能は衰えていきます。死ぬまで元気に自分の力で生きていきたい。そんな当たり前の願いをかなえるためにも自分のカラダを自分で手当てするセルフメディケーションは欠かせません。

では、今日からできる明日への予防、私のお勧めするセルフメディケーションの方法についてお話ししましょう。

デトックスで悪いものを追い出そう

私は、予防は最良の医療だとして「食」を見直すことを説明してきました。今までの「食とカラダ」について話してきたことを踏まえながら、予防としてのセルフメディケーションに取り組む方法を具体的に考えていきます。

地球環境が劣化し続け、水や空気、土壌が汚染されている現在、どんなに気をつけても食品に入り込んでいるさまざまな有害物質から100％身を守ることは不可能に近いでしょう。しかし、これらをカラダの外に排出する〈デトックス〉の方法を知っておくことで、有害物質と闘うことはできます。

まず心がけたいのが、毎日の食事でのデトックスです。マグロやメカジキ、キンメダイなどの魚を頻繁に食べる人の場合、体内に有害ミネラルである水銀が蓄積されている可能性があります。特に、妊婦がこれらの魚を食べすぎることで胎児への影響も考えられます。そこでお勧めしたいのが、セレンや亜鉛を多く含む食品を摂ることです。これらの成分は、水銀のほか、ヒ素に対してもデトックス効果が期待できます。

ほかにも、米や貝類、イカやタコに蓄積されやすいカドミウムには、鉄分やカルシウム、マグネシウムを摂取するのが良いでしょう。殺虫剤や除草剤の影響で井戸水などに含まれることがあるヒ素も、亜鉛やセレンのほか、カ

デトックス効果のある栄養素

亜鉛	牡蠣、豚肉、鶏肉、タマゴなど
セレン	レバー、タマネギ、トマトなど
マグネシウム	ひじき、コンブ、納豆など
鉄分	ノリ、ひじき、豚レバー、ホウレンソウなど
カルシウム	生しらす、豆乳、ゴマなど
ヨウ素	ワカメ、コンブなど

ルシウムをたっぷりと摂取することで体外への排出が促されます。

また、放射能による被曝対策にも食事は効果を発揮します。特に、被曝直後の1週間以内は、ヨウ素をたっぷり摂ることが、放射性ヨウ素の甲状腺への蓄積を防ぐのに役立ちます。リンゴに含まれる食物繊維の一種であるペクチンは、取り込まれた放射能を排出するのに役立つといわれます。無農薬のものをよく洗って、皮ごと食べるのが良いでしょう。キクイモもとても放射能排出に良い食べものです。

食事によるデトックス以外にも、生活習慣の工夫で有害物質を追い出すことができます。汗をかくことです。短時間の激しい運動の後にドッと出る汗ではなく、カラダを深部から温めることでかく、じんわりとした汗が有効です。デトックス目的で汗をかくのにお勧めなのが、39℃ぐらいのぬるめのお湯に20〜30分じっくりと浸かる半身浴です。有害ミネラルを体外に追い出してくれる汗が出るだけではなく、汗腺の機能も活発になり、良い汗をかきやすい体質に近づきます。低温サウナでじっくりと汗をかくのもよいでしょう。

もう一つ、デトックスのために心がけたいのが、良質の睡眠をとることです。睡眠中、私たちの脳では有害物質を脳組織の外へ追い出す作業が行われます。つまり、睡眠不足だとデトックス作用が低下するというわけです。毎日、6〜8時間の睡眠をとるようにしましょう。

元気に育ってほしい子どもたち

お母さんにお願いがあります。妊娠中は、生まれる子どもたちの大切な時間です。お母さんが口にしたものが、赤ちゃんのカラダをつくり、お母さんの想いは、そのまま子どもの心を育みます。子どもは広い宇宙の中から、たった1人のお母さんを選んで生まれてきます。お母さんの役目はそのすこやかな未来を育んであげることです。

お母さんが食べるもの、触るもので羊水は作られます。毎日何を食べ、何を飲んでいますか。肌に触れるシャンプーやリンス、ヘアカラーや化粧品、洗剤にも気を配っていますか。子どものアトピーなどのアレルギー疾患の原因の一つが、よごれた羊水です。今まで話してきたように、世の中にはカラダの中で毒になるようなものがたくさん売られています。**お腹の子どものためにも、お母さんが正しい知識をもつことが、子どもを助けることになります。**

生まれてきた子どもたちが食べるものにも気を配ってください。ケーキやスナック、ジュースやドリンク類は、すこやかなカラダ作りを邪魔することがあります。子どもたちが欲しがっても、与えすぎには要注意です。また、

清涼飲料水は悪魔の飲みものです

500mℓペットボトル炭酸飲料	角砂糖16.5個分
190mℓ缶入りコーヒー	角砂糖3.3個分
ファーストフード店のシェイク類	角砂糖28個分
ゼロカロリーのダイエットドリンク	依存性の高い人工甘味料は逆に肥満を招くことがあります

1歳未満の小児には牛乳を与えないでください。アレルギー体質になることがあります。

ショートケーキ1切れ（100g）には、角砂糖8個分の砂糖が含まれています。悪玉コレステロールを増加させて、動脈硬化や血管障害を招くトランス脂肪酸もたっぷりです。甘味の取りすぎは、低血糖症を引き起こし、神経や行動を狂わせることもあります。キレやすい子どもや統合失調症、肥満やうつ病の原因にもなります。

市販のスナック菓子は、塩、酸化した油、砂糖、合成甘味料、合成調味料、合成着色料、合成保存料など、カラダに悪い添加物だらけです。栄養素がほとんどないにもかかわらず、高塩分、高脂肪、高カロリーです。スナック菓子を食べてご飯を残すというような食事の偏りを招きます。おやつはほどほどに、きちんとした食事を子どもに与えてください。

「健康腸寿食」を作ってください

日本には、世界文化遺産に登録されるほど優秀な「和食」という文化があります。私たちは、原点に返ることが大切だと思います。日本人が昔から食べてきた、ごく普通のシンプルな和食をいただきましょう。

現在は安全な食材や調味料がなかなか手に入らなくなっているため、それらを厳選することは不可欠です。ただ、安全・安心・新鮮な食材は、あまり手間をかけないシンプルな調理法でも充分おいしいので、食材調達から調理までをトータルに考えると、かける手間はそれほど変わりません。

私のクリニックでは「どのような食べものを摂取すればいいか」という食事指導や食のセミナーなどを定期的に開催して、自分自身の健康について改めて考えていただく機会を提供しています。食べものによってカラダは作られるということを認識していただくことで、かなりの改善がみられた患者さんも多数いらっしゃいます。

また低体温の症状をもつ方はもちろん、生活習慣病やアレルギー、ガンなどの患者さんを対象に、「カラダを温めて元気になる食事」の指導も行っています。旬で無農薬の作物、本物の調味料、そしてカラダを温めるカラダに良い食材を使用して、「おいしくて健康にいい」とご好評をいただいているレシピ本も出しています。

本書で紹介している「ドクター星子の**健康腸寿食**、簡単おいしいレシピ」をご覧ください。レシピを参考にして、カラダに良い食事を作っていただきたいと思います。ここで、**健康腸寿食**のこだわりをまとめてお知らせいたし

ましょう。真の健康を考えるみなさんに、毎日食べていただきたい。だから
きちんと、でも簡単に、思いを込めた手作りの家庭料理を。それが「**健康腸寿食**」です。

「健康腸寿食の基本的な考え方」

「**身土不二**」（地産地消＝その土地その季節のものを食べる）

「**食物至上論**」（命は食にあり、命あるものをいただく）

「**一物全体食**」（丸ごと食べれば栄養バランスもいい）

「**陰陽調和**」（食べものにも陰と陽があり、体質を考慮に入れて選ぶ）

健康腸寿食は、旬のものをいただく、発酵食品をいただく、小食菜食にする、で構成します。

ドクター星子の

健康腸寿食、簡単おいしいレシピ

人のカラダの60兆個の細胞は
すべて食べたもので作られています。

健康腸寿食は、世界遺産・和食にこだわりました。

洋食やイタリアン、ファーストフードなどは脂質が多くなりがち。
中性脂肪やコレステロールなどの脂質は、
活性酸素によって酸化され、有毒な過酸化脂質に。
それに比べると和食は、脂質そのものが抑えられ、
かつ、脂質の吸収を抑える食物繊維が摂りやすい。

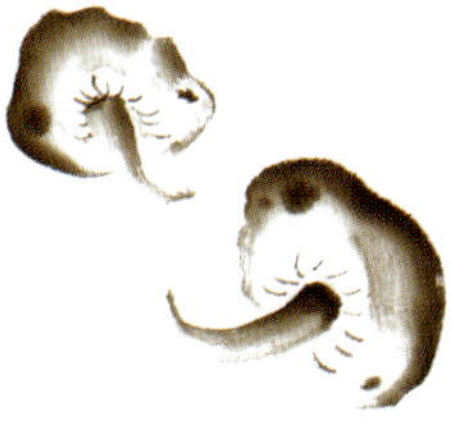

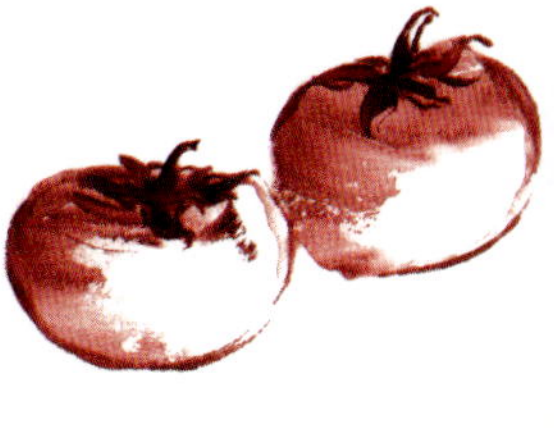

健康腸寿食は、抗酸化力を高める。

活性酸素を抑える、ビタミンC、ビタミンE、
カロチノイド、ポリフェノール類
などの抗酸化物質が豊富な、野菜が主役。
また、ビタミンC、Eが豊富な食材が使用されているレシピでは、
「食べるマイナス水素イオン®」との相乗効果も期待できます。

健康腸寿食は、活性酸素を出さない「おいしさ」を目指します。

旬の無農薬作物、本物調味料、カラダを温める食材…、
安全・安心・新鮮な食材選びが基本です。
手間をかけないシンプルな調理法でも十分おいしく、
しかも活性酸素が生まれにくい。
簡単と元気が両立する「続けやすい」家庭料理です。

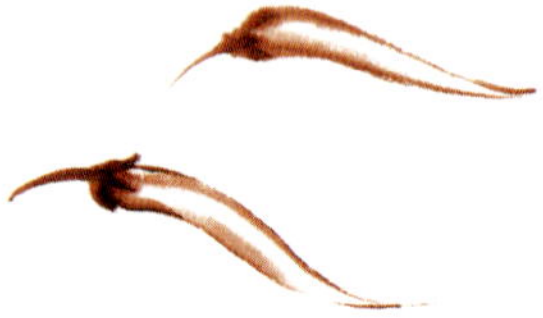

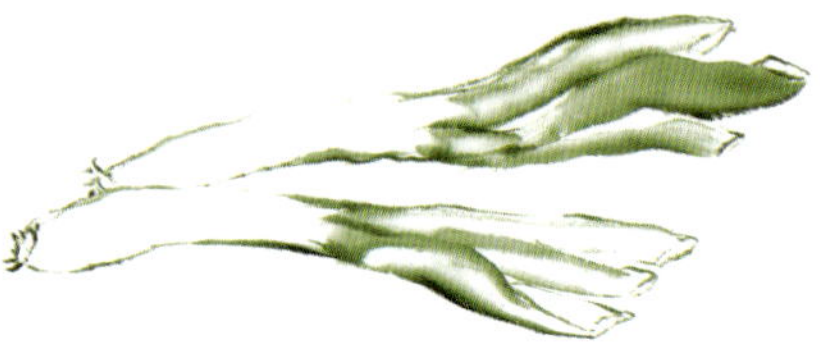

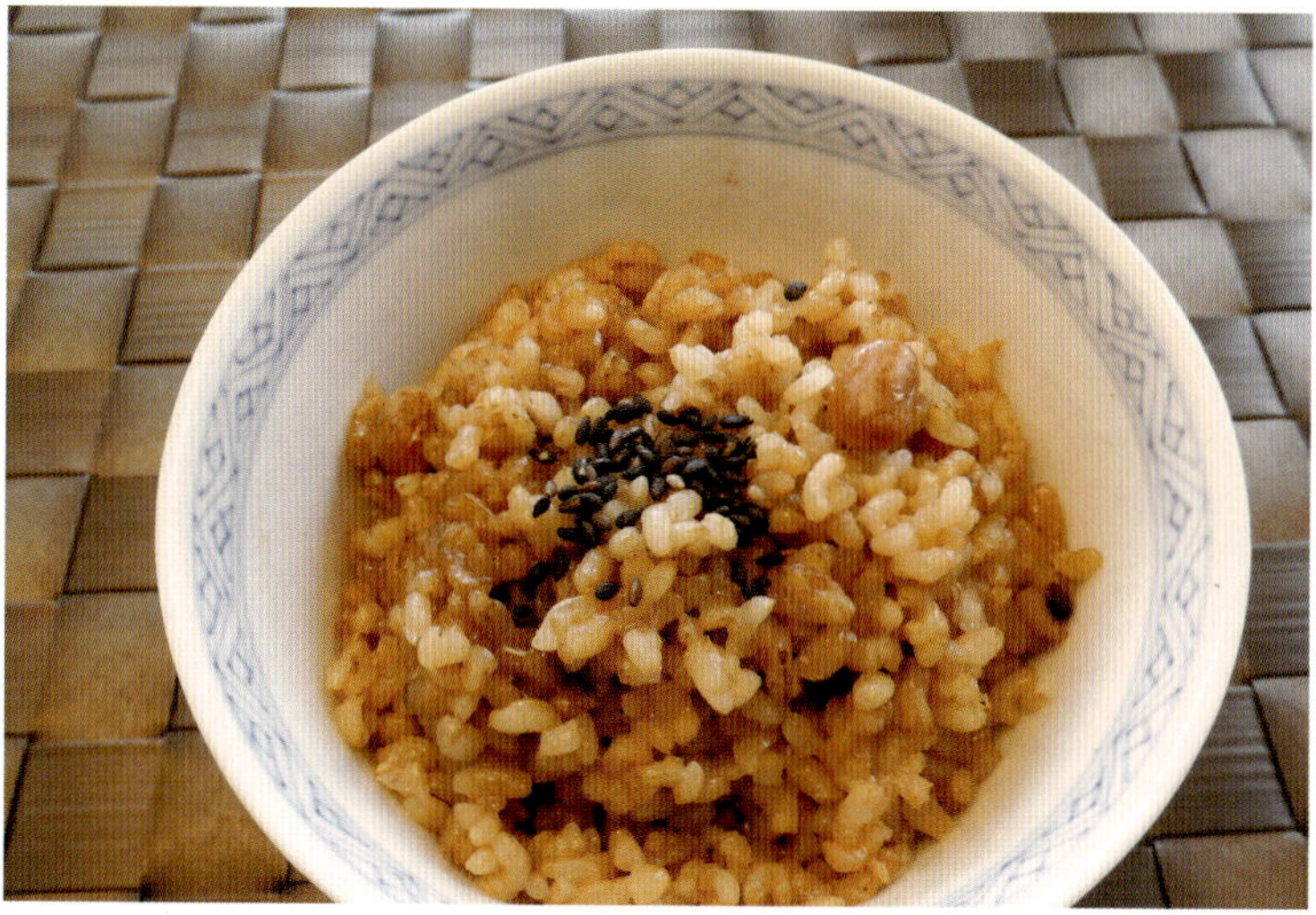

雑穀玄米

食物繊維、たんぱく質、カルシウム、ミネラルを贅沢に。栄養が豊富で、美容、ダイエットにもお勧め。

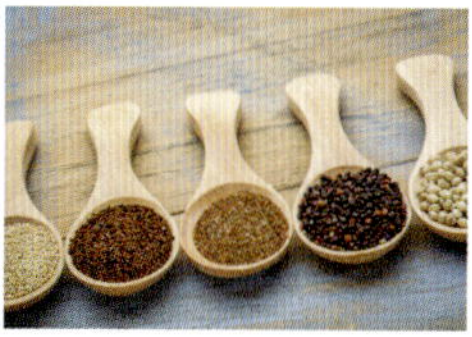

■材料

玄米… 3 カップ
雑穀数種（きび・はと麦・ひえ・あわ・小豆・大豆など）…大さじ 2
オリーブ油… 大さじ 1
醤油… 大さじ 3 分の 2
水… 目盛り通り+大さじ 2

■作りかた

玄米をフライパンで10分くらいから炒りする（アブシジン酸という毒素を取るため）。から炒りした玄米は前日にとぎ、12時間以上水につけておく。ざるに取り、新しい水を分量通り入れる。オリーブ油、醤油を入れて大さじ2杯分の水を足し、よく混ぜてから炊飯器で炊く。

※お米は最初にとぐ水の吸収が一番多いので、必ず良い水を使用する（ミネラルウォーター・天然水など）。

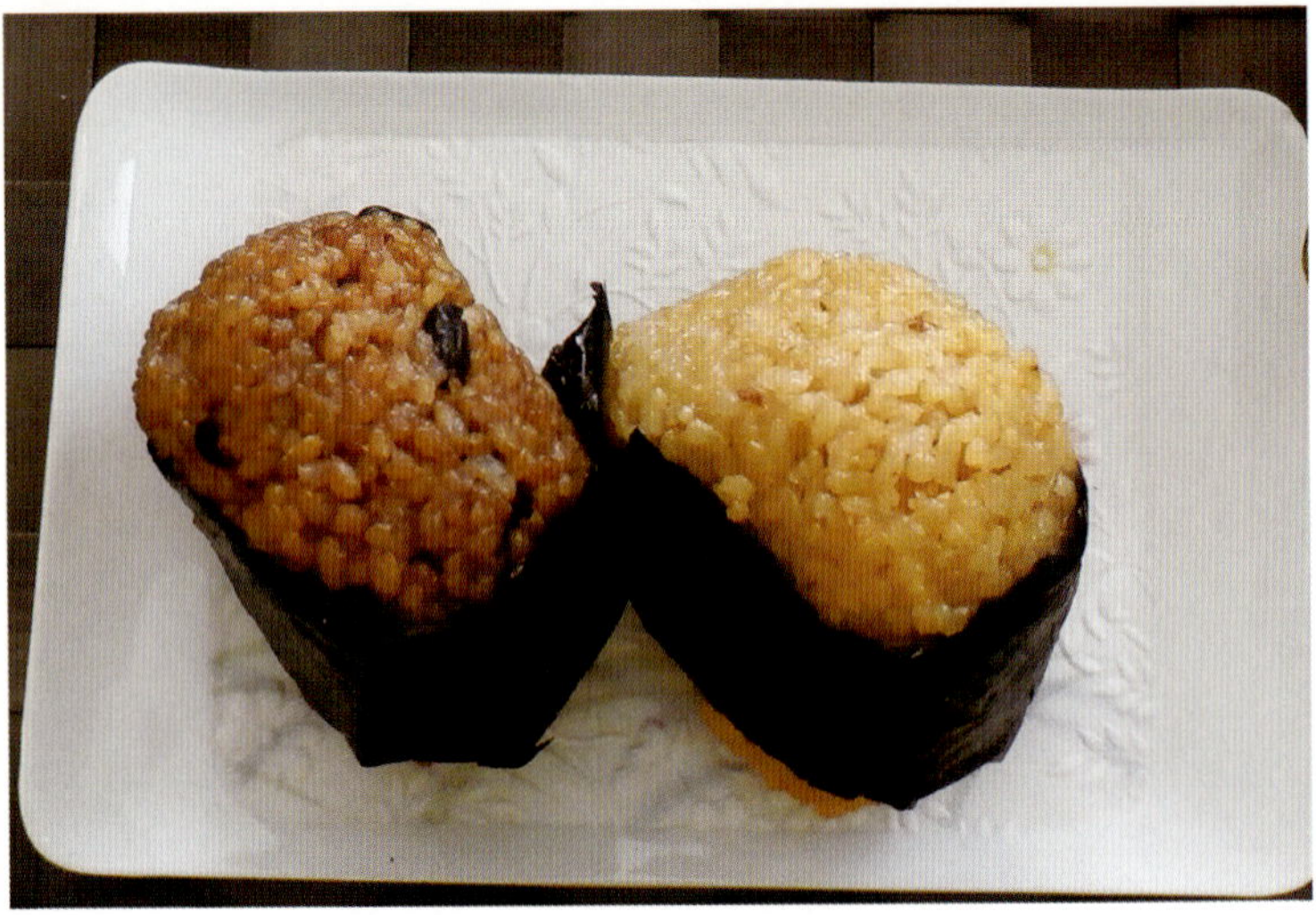

おにぎり２種

酵素玄米と雑穀玄米を
手軽においしく。
冷えたおにぎりは
αデンプン、βデンプンで
腸内細菌の餌となり、
免疫力をアップします。

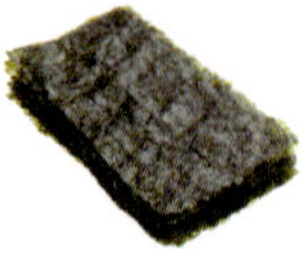

■材料

酵素玄米…茶わん１杯
雑穀玄米…茶わん１杯
エゴマ…大さじ１
コンブ…大さじ１
焼きノリ…８等分×４
塩…適宜
梅干し…１個

■作りかた

酵素玄米に梅干しを入れ、手塩をしておにぎりを作る。仕上げに炒ったエゴマをまぶし、ノリを巻く。

雑穀玄米にコンブを入れ、手塩をしておにぎりを作る。仕上げにノリを巻く。
※ダシで取り出したコンブ、椎茸、かつお節を細かく切り、ダシ、醤油、みりんでやわらかくなるまで煮つける（甘さがほしいときは砂糖を少量入れる）。

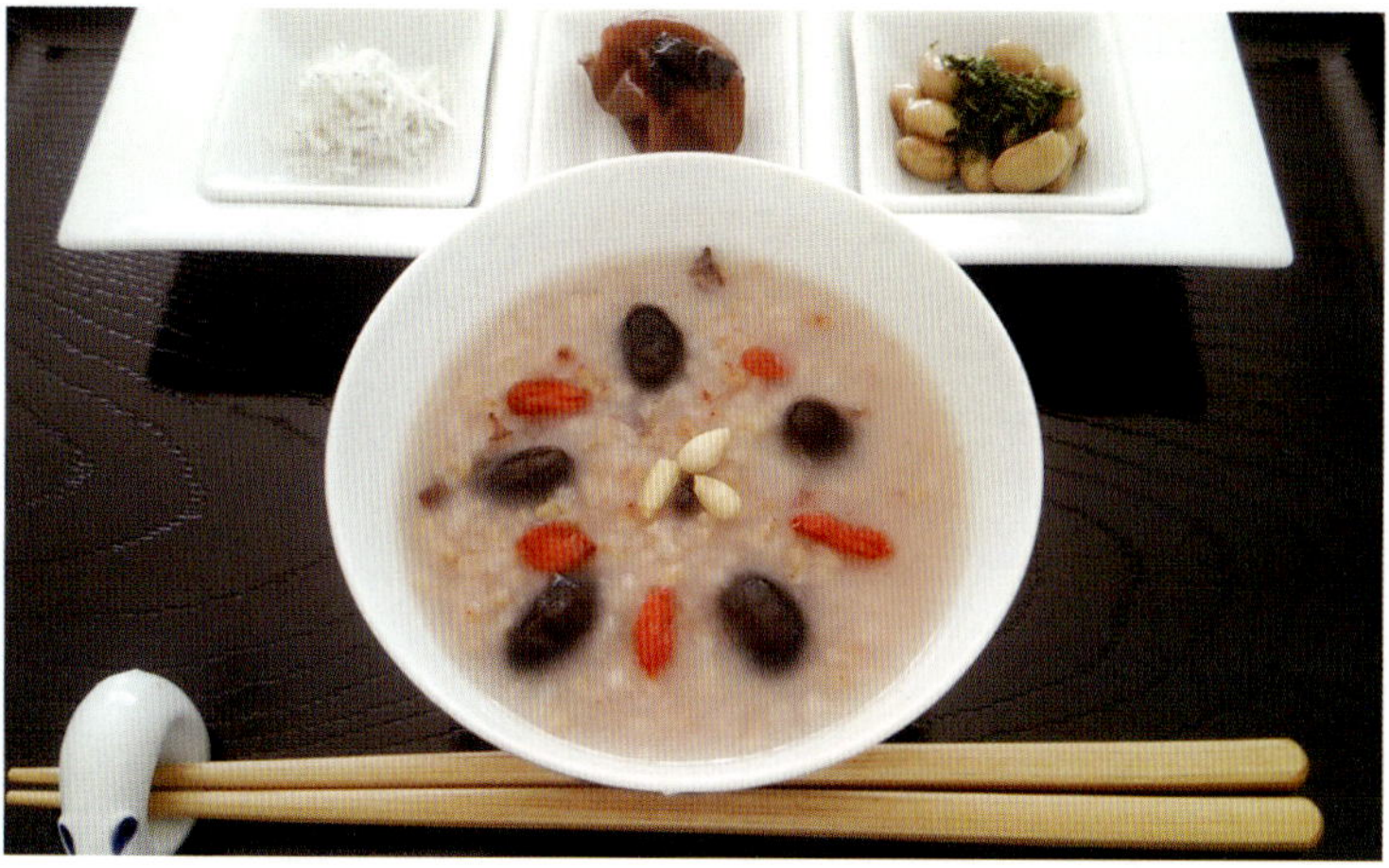

玄米と雑穀と黒豆おかゆ

血行も良くなり
代謝力がアップします。
毎朝1杯のおかゆで健康増進。
雑穀や黒豆はビタミンやミネラルが豊富です。

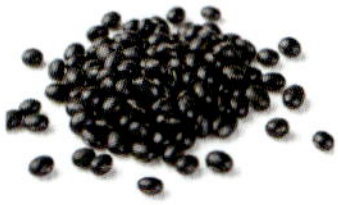

■材料

玄米…1カップ
水…10カップ強
塩…小さじ1
雑穀…50g
黒豆…50g

■作りかた

といだ玄米と雑穀、黒豆を1時間から1時間30分煮る。途中で水が不足したら、水を足す。やわらかくなったら混ぜて、とろりとするまで煮る。できたてがおいしいので、仕上げにエゴマ塩をかける。

※エゴマ塩……エゴマをフライパンでから炒りし、すり鉢ですり、塩を加える。

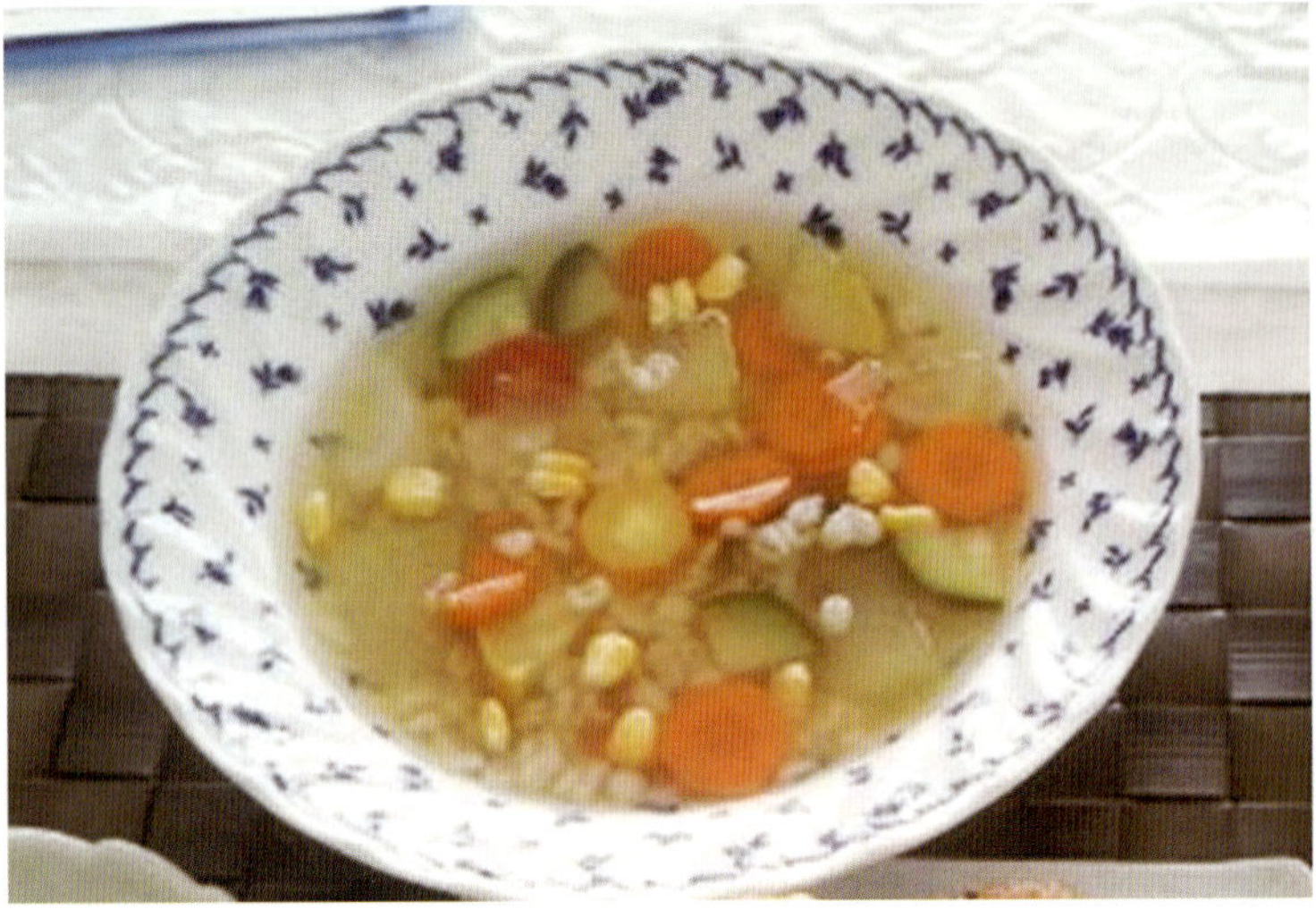

押し麦とレンズ豆と野菜のスープ

押し麦の豊富な
水溶性食物繊維で
腸内環境改善。
たんぱく質豊富な
レンズ豆をプラス。

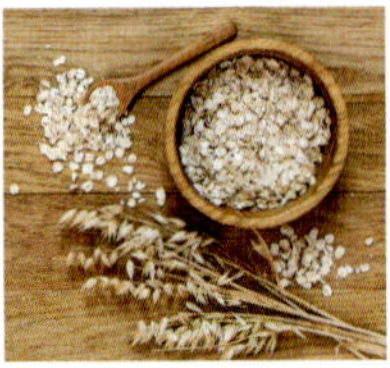

■材料

押し麦…大さじ２
レンズ豆…大さじ１
ニンジン…２分の１本
タマネギ…２分の１個
ズッキーニ（黄・緑）…３分の１本
スープ（ベジブロス）…800cc
塩・コショウ…少々

■作りかた

野菜は同じ大きさに切りそろえる。押し麦とレンズ豆をナベに入れ、スープと一緒に火にかける。15分ほど煮たら野菜も入れ、やわらかくなるまで煮る。塩、コショウで味を整える。

※ベジブロス……野菜くず（タマネギの皮・ヘタの部分・キャベツの外葉・ブロッコリーの芯など）をナベに入れ、かぶるくらいの水を加え、30分ほど煮込み、ザルでこしたら完成。

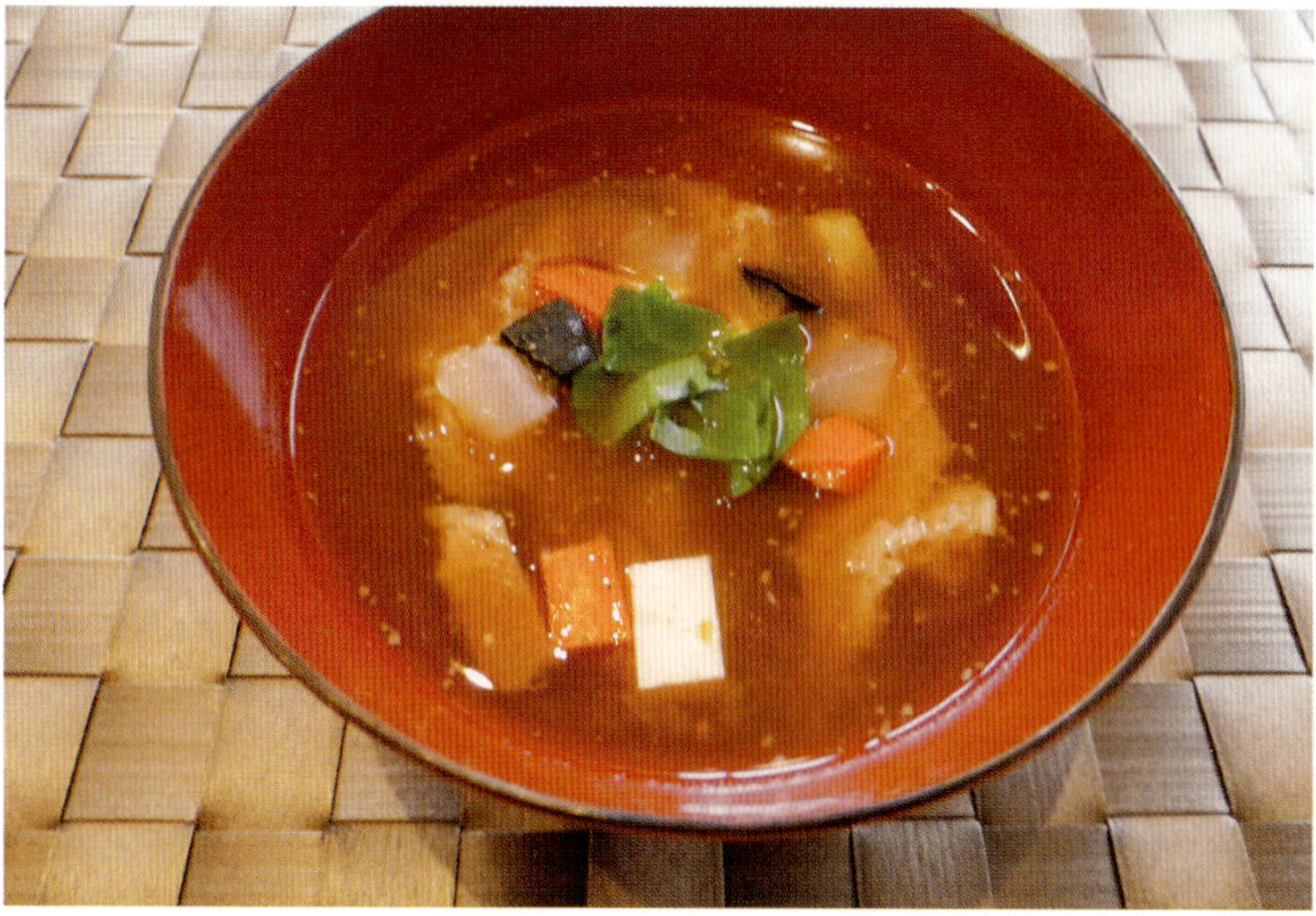

具だくさんの味噌汁

古来「医者いらず」といわれている味噌汁。おいしいだけでなく、コレステロール抑制の働きも。

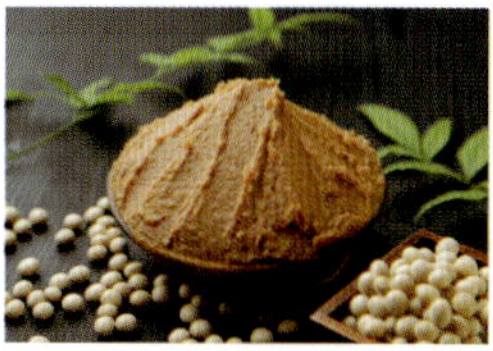

■材料

季節の野菜（ニンジン・ダイコン・イモ類・根野菜類など）…100g
豆腐…1／4個
青野菜（コマツナ・おかわかめなど）…適宜
天然ダシ（コンブ・かつお節・干し椎茸）… 800cc
味噌…大さじ4

■作りかた

野菜とお豆腐は1センチの角切りにする。ダシ汁に野菜の固いものから順に煮ていく。やわらかくなったら味噌を溶き、豆腐を入れ、火を止めてから緑野菜を入れる。

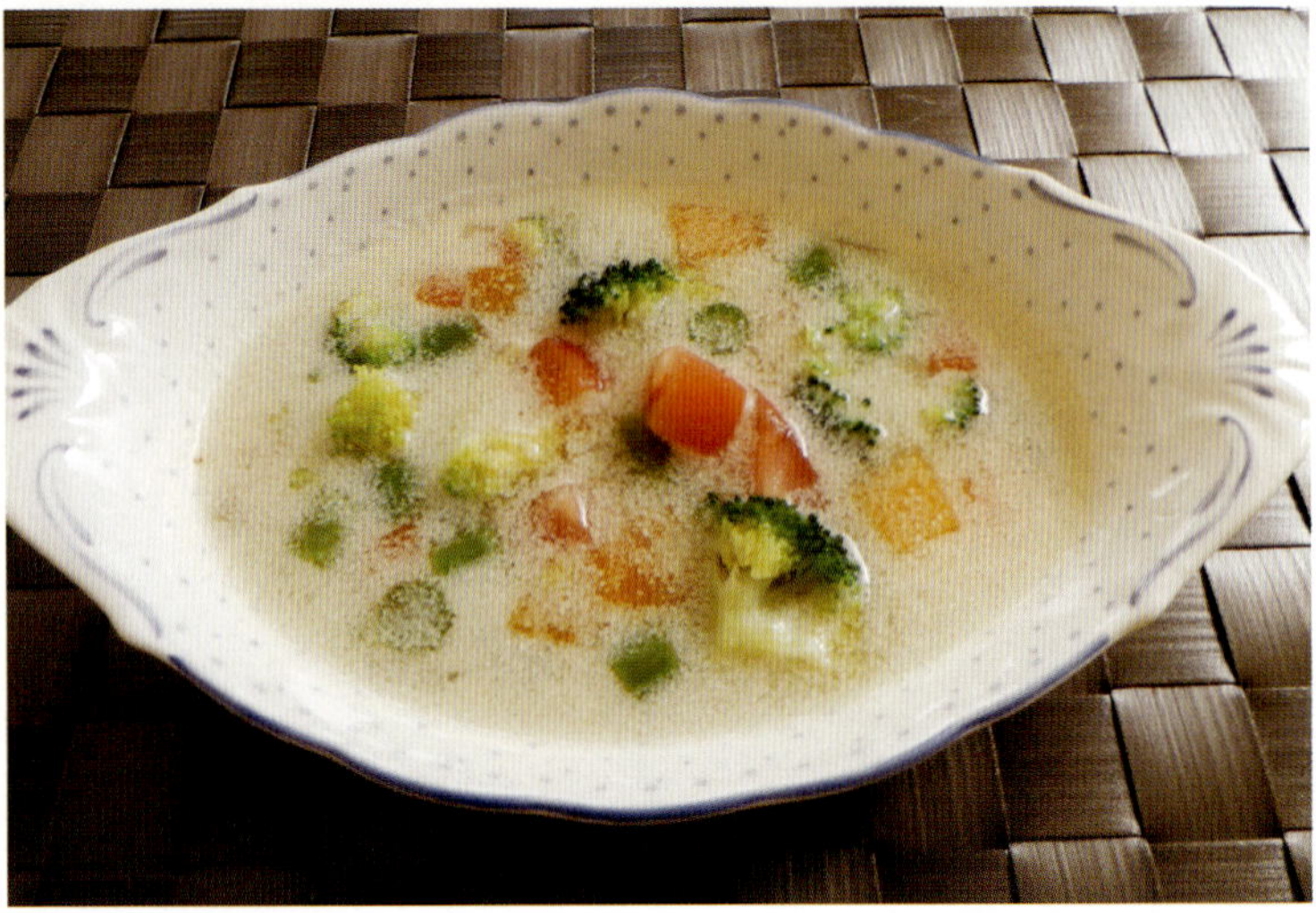

野菜豆乳ポタージュ

豆乳のサポニンが
脂肪の蓄積をカット。
美容と生活習慣病予防にも
お勧めのスープ。

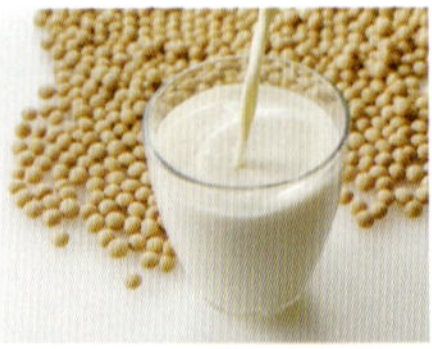

■材料

タマネギ…1個
ジャガイモ…1～2個
ニンジン…2分の1本
ブロッコリー…3分の1個
アスパラガス…2本
スープ（ベジブロス）…800cc
豆乳…100cc

■作りかた

タマネギ、ジャガイモを1口大に切り、スープを半量で煮込む。やわらかくなったらミキサーにかける。他の野菜は蒸しておく。スープとミキサーの中味を合わせて煮込む。豆乳と野菜を入れ、プチトマトをのせる。

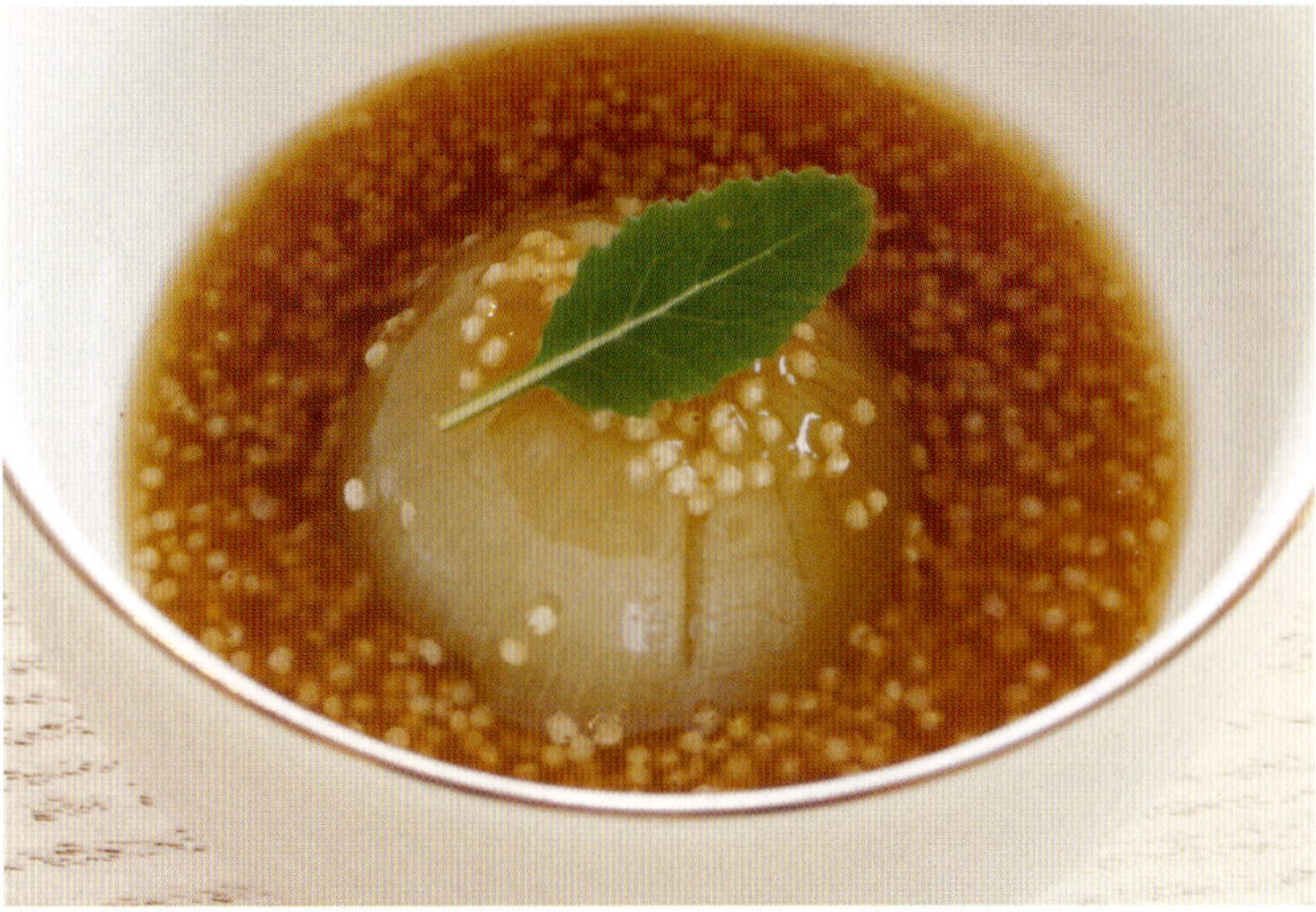

タマネギのあんかけ

血液さらさら
脂肪燃焼&免疫力アップ。
お野菜の万能選手を
おいしくまるごといただきます。

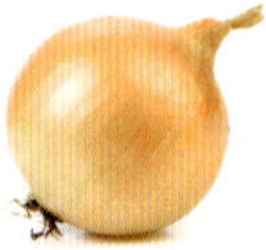

■材料

タマネギ…小4個
あわ…大さじ2
ダシ汁…400cc
醤油…大さじ1
塩…少々
みりん…大さじ1
くず粉…適宜

■作りかた

タマネギは皮をむき、十字に切れ目を入れて好みの固さで蒸す。あわを多めの湯で10分ほど茹で、ザルに取る。ナベにダシを入れ、醤油、塩、みりんで味を整える。その中にあわを入れ、くず粉でとろみを付ける。蒸したタマネギを器に盛り、あわソースをかける。

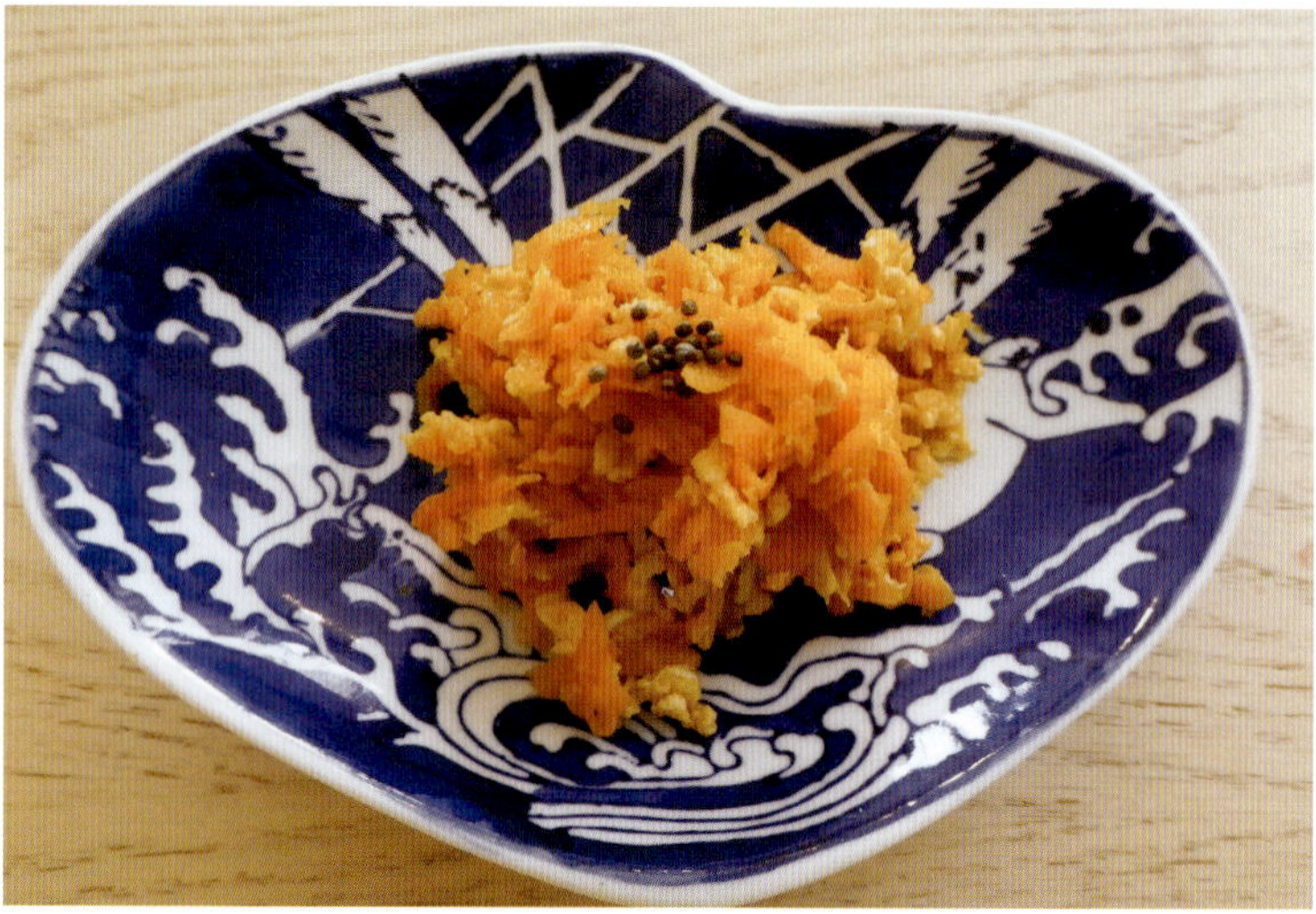

ニンジンしりしり

カロテンが豊富な
緑黄色野菜の王様。
たくさんのニンジンを
おいしくいただくことができます。

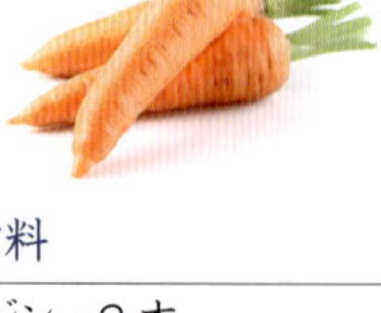

■材料

ニンジン…２本
タマゴ…１個
ダシの粉…大さじ１
ココナッツオイル…大さじ２
塩…少々

■作りかた

ニンジンは千切りに切っておく（しりしり器を使うと簡単）。タマゴは溶いておく。ココナッツオイルを温め、ニンジンを炒める。ニンジンがしんなりしたら、片側に寄せ、タマゴを流し入れ、炒めてダシと塩で味を整える。

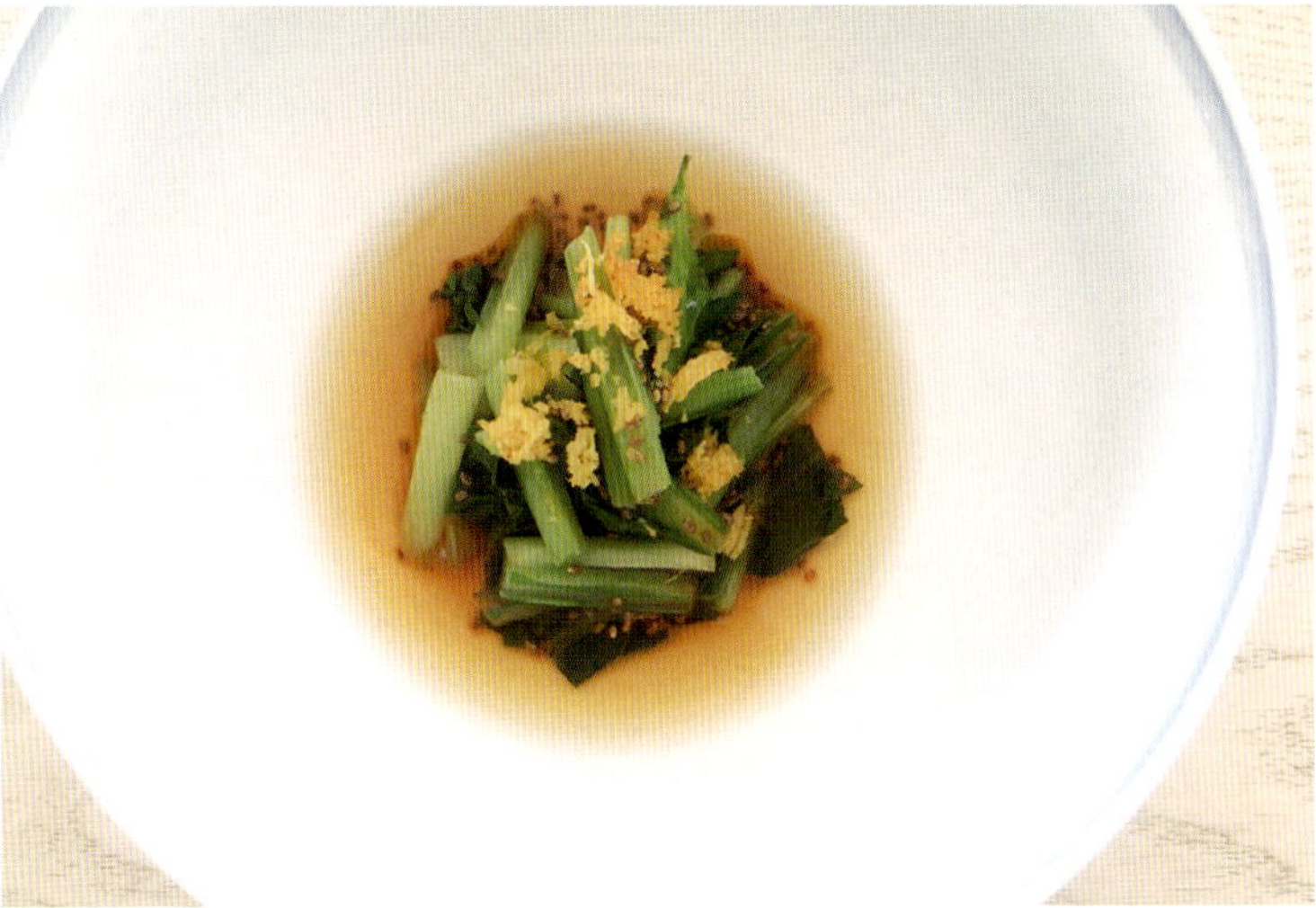

コマツナとチアシードの煮びたし

DHA・EPAなど
オメガ3脂肪酸も
たっぷり。
話題のスーパーフードを
ヘルシーにアレンジ。

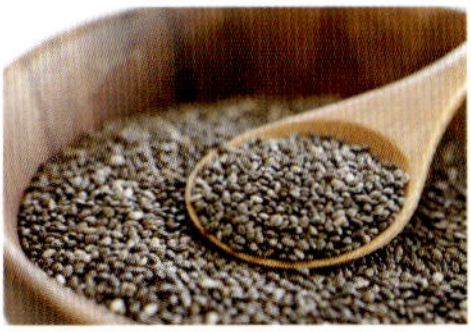

■材料

コマツナ…1束
チアシード…大さじ2
柚子コショウ…小さじ1
ダシ汁…200cc
醤油…小さじ1
みりん…小さじ1

■作りかた

コマツナは3センチくらいに切りそろえ、茹でておく。ナベにダシと醤油、みりんを入れ、味を整える。チアシードはあらかじめ水に12時間つけてザルから上げておく。ナベにチアシードを入れる。ナベにコマツナを入れ、一煮立ちしたら火を止め、柚子コショウを入れ、冷まして味を含ませる。

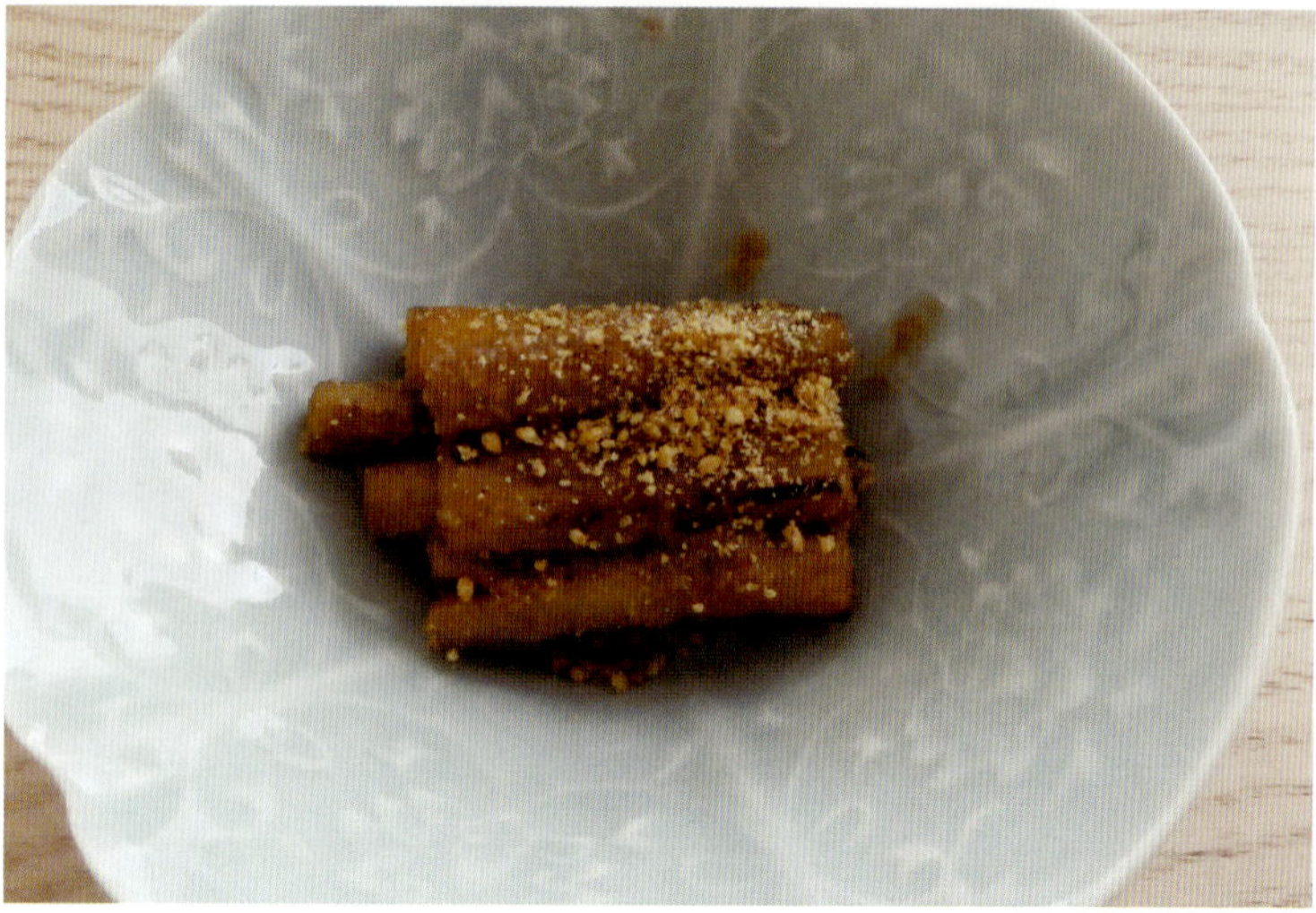

たたきゴボウ

ゴボウに含まれる
カリウムが
高血圧の予防に効果的。
その他の生活習慣病予防に
効果大の栄養がとにかく豊富。

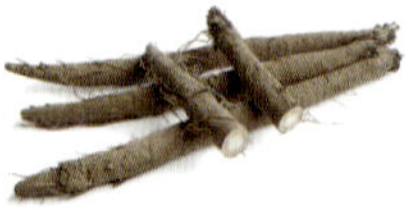

■材料

ゴボウ…２本
エゴマ…大さじ３
酢…大さじ4
ダシの粉…大さじ1
みりん…大さじ３
粗糖（さとうきび）…大さじ２
醤油…大さじ2

■作りかた

ゴボウは皮をむいてからまな板の上で叩く。５センチくらいに切り、酢水につける。ゴボウを軽く茹でる。調味料は合わせて火にかけ、茹でたゴボウを入れ、煮る。火を止めてそのまま冷ます。冷めたら炒ったエゴマを絡める。

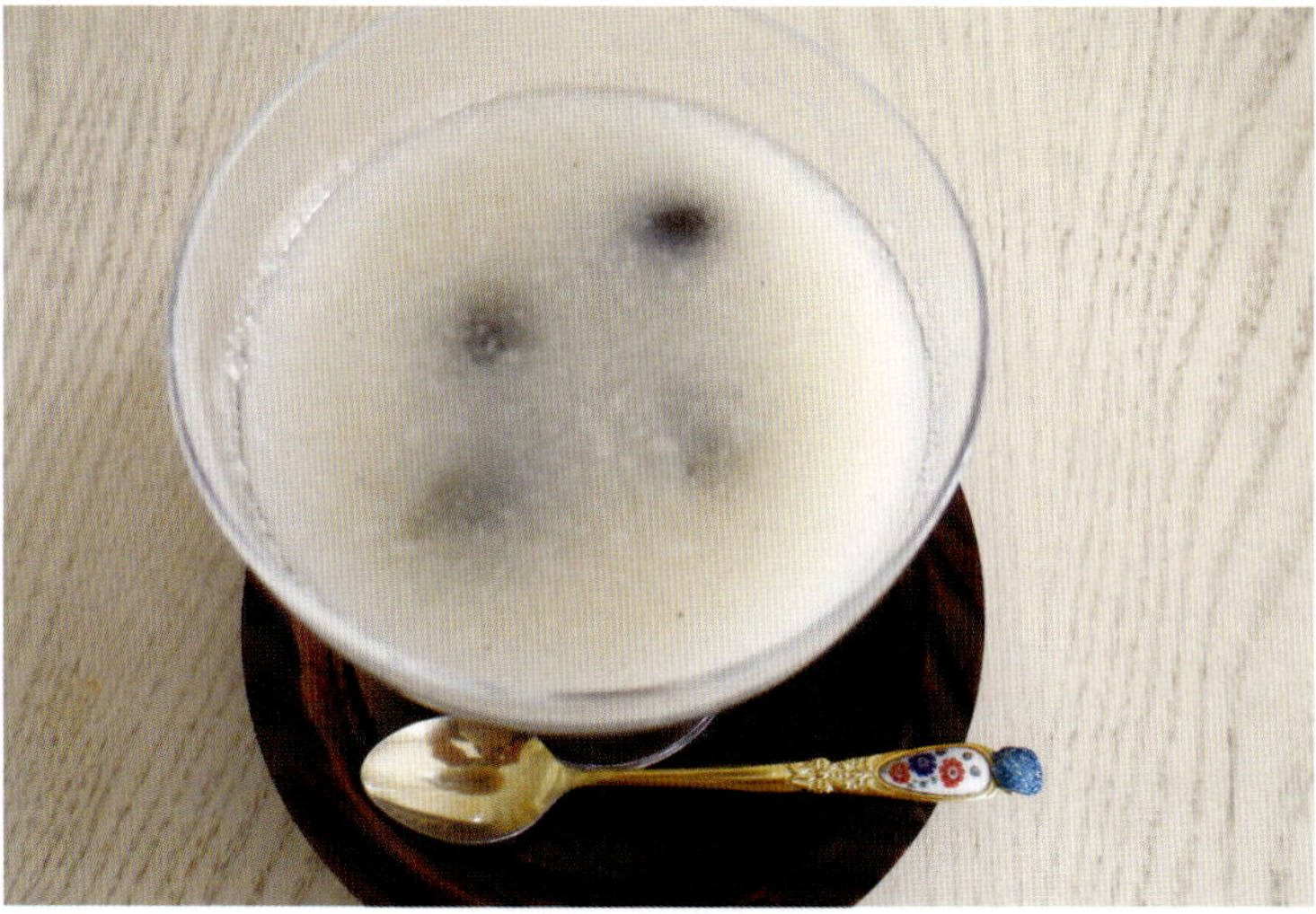

甘酒プリン

飲む点滴といわれる
日本古来の栄養ドリンク、
甘酒で食後がすこやかに華やぐ。

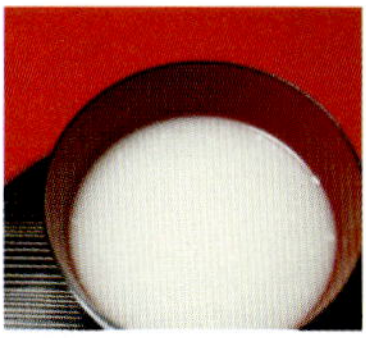

■材料

甘酒…400cc
粉かんてん…4g
黒豆…適宜

■作りかた

甘酒を沸かして粉かんてんを溶かし、器に盛りつけて黒豆を飾る。冷蔵庫で冷やす。

ドクター星子の

健康腸寿食のこだわり

食材は無添加・自然農法・遺伝子組み換えではないものを

避けられないときは、ホタテの粉、ミネラル等で除去します。

お肉や大型魚、養殖魚は使わない

多くのお肉、乳製品、牛乳、タマゴのたんぱく質は、飼料に農薬、ホルモン剤、抗生物質などがたくさん含まれているため、良質とはいえません。また、魚類は海洋汚染の影響を受けて有害物質も蓄積されやすく、パンなどに多く使用されているトランス脂肪酸、オメガ6を多く含む油なども避けたほうがいいでしょう。

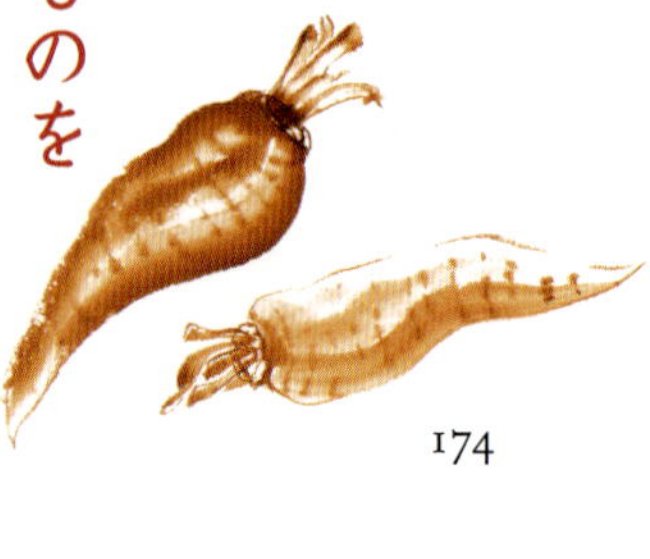

マヨネーズやソースは自分で作る

化学調味料を使用せず、お豆腐がベースの手作りマヨネーズやソース類を作り、天然ダシなどで味付けします。

調味料「さ・し・す・せ・そ」は天然のもの・発酵のもの

塩は天然塩。砂糖は人工的な白砂糖は使用しない。醤油・酢・酒は、添加物を含まない、本物を使用します。

豆腐・大豆製品・発酵食品を

伝統的製法で時間をかけて作り上げる、豆腐・大豆製品・発酵食品を利用します。

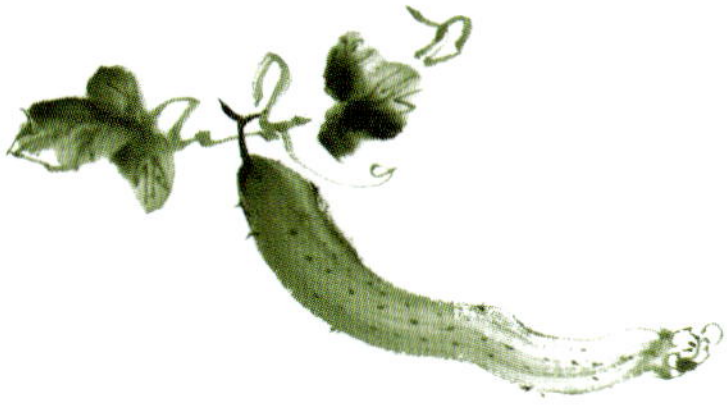

食に感謝を込めて〝生命をありがとう
そして生命をいただきます〟。

お箸を境にして、あちら（死）の世界と、こちら（生）の世界。
食べものの命をいただき、
生きているものはさらに生きていく。
ありがとうございましたと感謝の気持ちとともに
「ごちそうさま」と箸を置く。
健康腸寿食に込められた「和食」の知恵や想いを大切にして、
あなたの食卓を守ってください。

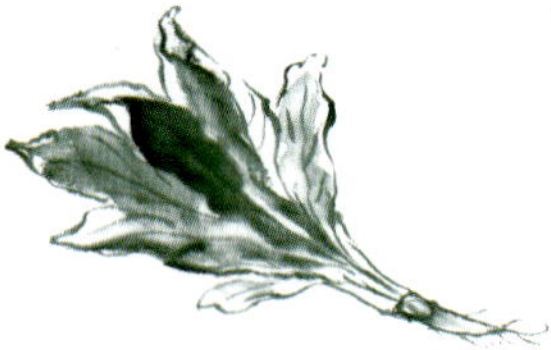

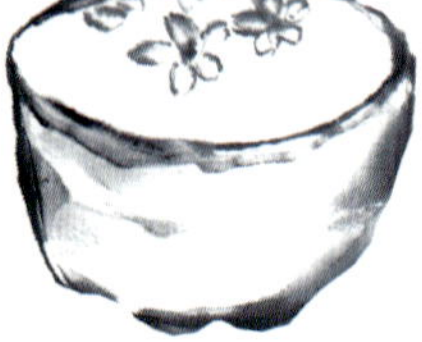

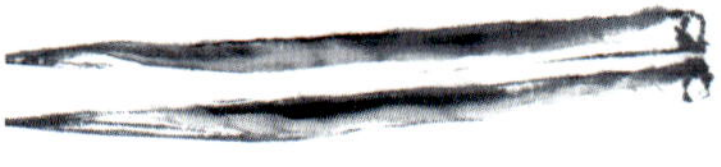

水墨画：中野素芳

低体温は老化の一因

生活習慣を健康習慣に変える私のライフスタイルは、ガンによる気づきから与えられたものでした。そして、私は私自身の体験や経験から、自分の体温で健康状態を知ることを推奨するようになりました。それは「平熱37℃で病気知らずのカラダをつくる」ことへの勧めです。

近年、平熱が常に36・0℃を下回る人が増えていて、35・0℃前半の人も珍しくありません。その結果として、さまざまな不調を訴える人が非常に多くなっています。1957年に公表された日本人の平均体温は36・89℃（東京大学田坂定孝教授の研究結果）でしたが、近年のある調査によると、現在の日本人の平均体温は36・20℃です。およそ60年を経て、約0・7℃も低下しています。36・0℃以下の平熱が続くことを一般的に「低体温」と呼び、低体温の状態が続くと、全身の血行が滞って血流が悪くなり、心身のあらゆるトラブルを引き起こします。

本来、人間の平熱は、通常は36・5〜37・0℃前後といわれています。37・0℃だと熱が出たと思ってしまいますが、本当は37・0℃は「発熱した状態」ではないのです。むしろ、免疫力が高く、健康な状態であることを示す体温です。厚生労働省の定める基準によれば、37・5℃以上を「発熱」、38・0℃以上を「高熱」としています。

人間が生命活動をするために重要な酵素は、37・0℃前後でもっとも活発に働くといわれています。また大半の病原菌は20・0℃未満でもっとも活性が高く、一方で37・0℃ぐらいの高い体温では死滅することが分かっています。そうした意味でも「平熱37・0℃」は理にかなっているのです。

ただし、平熱には年齢差や個人差があります。体温調整機能が未発達な子どもは比較的高く、高齢者は比較的低くなります。また、時間や気温、感情などによっても左右され、特に女性の場合は、ホルモンの周期によって大きく変動するのが特徴です。

人間の体温の日内変動は、朝は低く、夕方には高くなる傾向にあり、1日で約0・5〜1・0℃ほどの変化があります。時間帯によって体温が異なるため、医療の現場では起床時・午前・午後・夜と1日4回計測して、その平均値を出して平熱としています。

1日のうちで、もっとも体温が高くなるのは夕方で、この頃が一番カラダの調子が良くなる時間帯といわれています。逆に、1日でもっとも体温が低くなる明け方から朝にかけての時間帯は、たとえ健康な状態でも、頭がボーっとしていたり、気持ちが沈んだりする人が多くなります。常に36・5〜37・0℃前後の体温を維

人間の体温の状態

38.0℃以上	高熱
37.5 〜 37.9℃	発熱
36.5 〜 37.0℃	一般的な平熱の範囲（子どもの平熱は〜37.4℃）
35.0℃	低体温
34.0℃	仮死状態
30.0℃	意識消失、瞳孔拡大、死亡

持するために、カラダは血管を拡張・収縮させたり、筋肉を小刻みにふるわせたりして、熱量をコントロールしているわけです。

体温が低下すると、全身の血管が収縮して狭くなり、血液の循環が悪くなります。そうすると、それまでカラダのすみずみにまで行き届いていた酸素や栄養の運搬が滞って、消化吸収機能が衰えます。さらには、老廃物が体内にたまり、カラダが「酸化」するスピードを促進させることも分かっています。

酸化は、人間なら誰でも起こる現象で、20代までは酸化を防ぐ抗酸化物質が体内で生産されているため、酸化はゆるやかな速度で進行していきます。ところが、20代をピークに30代以降は抗酸化物質の生産がどんどん少なくなり急速に酸化が進んでしまいます。これが老化の正体です。つまり、**30代を過ぎて体温が低下すれば、老化しやすくなる**といえるでしょう。

カラダを冷やす食べものと温める食べもの

	カラダを冷やす食べもの	カラダを温める食べもの
色の傾向	白、緑、青	赤、オレンジ、黒
主食	白米、小麦、大麦、白パン	雑穀（ソバ、ひえ、あわ、ゴマなど）
野菜	ナス、トマト、レタス、もやし、オクラ、ニガウリ、とうがん、春菊、ホウレンソウ、ハクサイ、コマツナ、インゲン、わらび、ぜんまい、タケノコ、こんにゃく、ピーマン、えんどう	カボチャ、イモ、小豆、タマネギ、ニラ、ネギ、ゴボウ、ニンジン、赤トウガラシ、ニンニク、ショウガ、ダイコン、ヤマイモ、シソ、レンコン、ミョウガ、ノビル
果物	バナナ、ミカン、スイカ、メロン、マンゴー、パパイヤ、キウイフルーツ、パイナップル、柿、レモン、ナシ、缶詰の果物や、フルーツジュース	リンゴ、サクランボ、プルーン、ブドウ、梅、栗
魚介類	かまぼこ、ちくわ、かに、タコ、あさり、しじみ、はまぐり、あわび	白身魚、赤身魚、小魚、エビ、フグ、明太子、ちりめんじゃこ、つくだ煮
肉類	ハム、ソーセージ、ベーコン、脂身	赤身肉、レバー、羊肉
調味料	白砂糖、コショウ、みりん、化学調味料	自然塩、味噌、醤油、黒砂糖
飲みもの	緑茶、コーヒー、ビール、コーラ、白ワイン、サワー	紅茶、番茶、ほうじ茶、日本酒、赤ワイン（無添加）、黒ビール（常温）、ハーブティー
お菓子	クッキー、ケーキ、アイスクリーム、菓子パン、アメ、キャラメル、チョコレート、スナック菓子	和菓子、あんこ

4

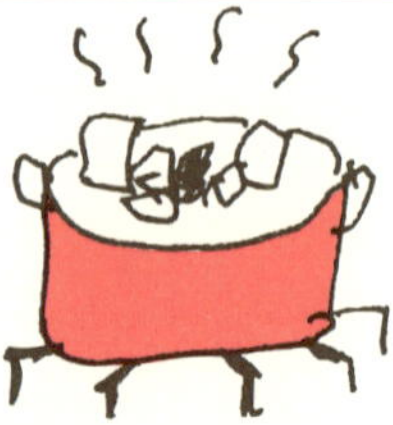

調理法は、加熱調理を中心に。

野菜は、火を通すほうがカラダを温めます。作りたてを温かいうちに食べるのが理想。炒めものや揚げものなど油を使う場合は、酸化しないココナッツオイルがお勧め。

5

たんぱく質は、肉よりも魚や豆で摂りましょう。

牛や豚、鶏など食肉用動物の平熱（38.0℃以上）は、人間の平熱より高いので、脂肪分は人間の体内で溶けずに固まり、消化吸収に大きな負担。

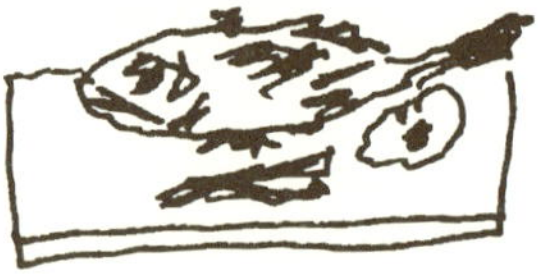

6

香辛料を上手に使いましょう。

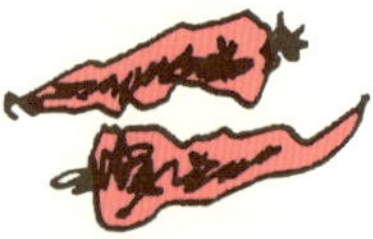

香辛料（スパイス）を一緒に食べることで、体温が上昇します。特に唐辛子はカプサイシンという辛味成分が体内の熱を産生する作用があります。

7

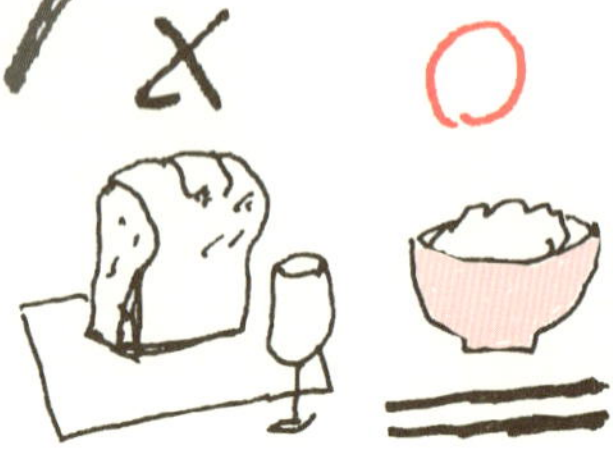

「カタカナ食」を控えめにしましょう。

パン、パスタ、ピザ、グラタン、ハンバーク…等々、カタカナ食が日本で急速に普及した戦後から、低体温で悩む人が急増しました。

免疫力を高める
平熱37.0℃を目指す食事の摂り方

1

よく噛んで食べましょう。

よく噛んで食べる行為そのものが熱を産生し、食事をした後の代謝量が増えます。

犬歯は魚や肉、木の実を、門歯は野菜類を、臼歯は雑穀や固い果実類をそれぞれ噛み砕く歯です。

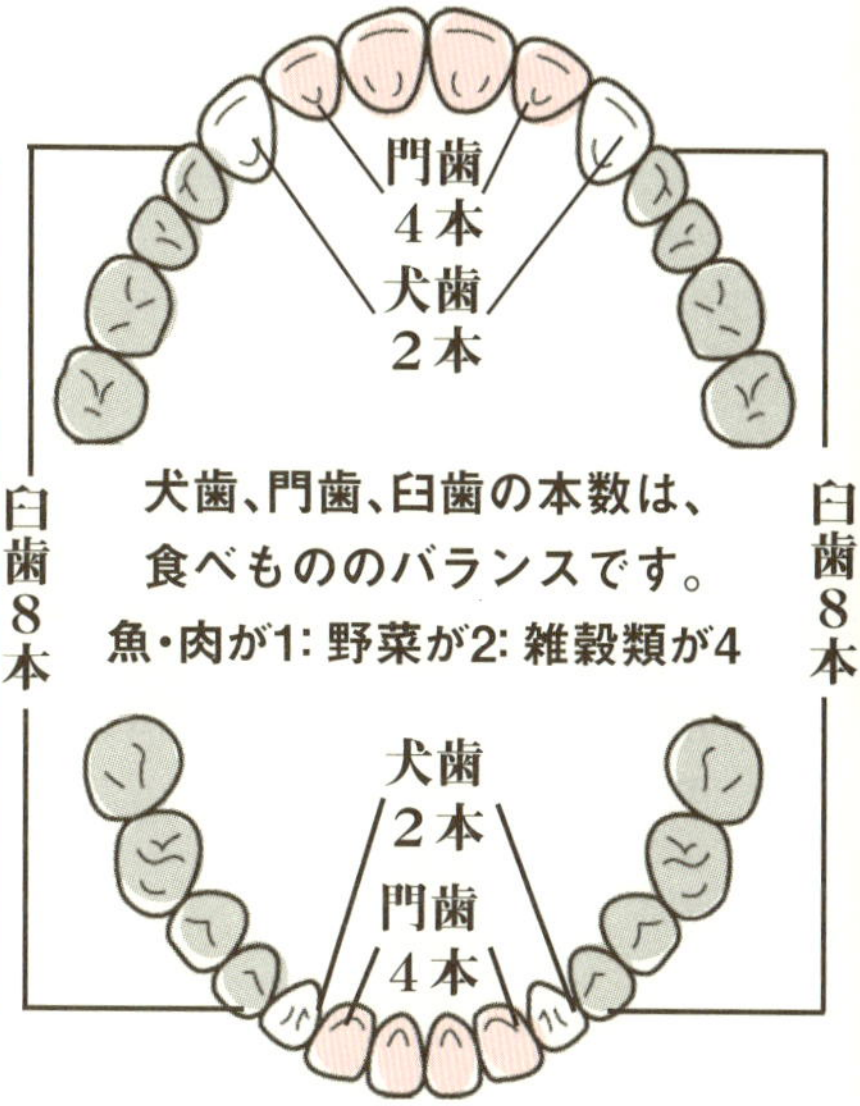

2

腹6分目でストップしましょう。

食べすぎると血液が胃腸に集中。他の内臓器官や筋肉に血液が届かず、血行が悪くなり体温が下がります。

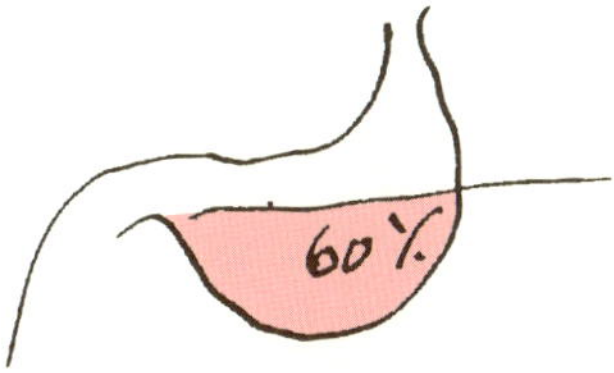

3

1日3食という決まりはありません。

3食にとらわれず、1食でも2食でもいい。自分にとっての「適量」を食べるのが、ポイント。

No Rules!

体内の免疫システムを働かせましょう

体温が下がると免疫機能の低下を招きます。人間に備わっている免疫機能は、体内に侵入してきたウイルスや細菌などの病原菌を消滅させる大事な働きをしています。つまり「生きるために自分自身を守る仕組み」です。

人間の体内には1日数千個単位で、ガン細胞の元になる「異形の細胞」が絶えず生まれていますが、免疫機能が健全に働くことにより、普段は増殖が抑制されています。しかし、体温が下がると活発に働いていた免疫細胞の働きが鈍くなり、免疫力が大幅に低下します。そして細菌やウイルスなど、カラダにとって害のあるものを排除することができず、病気を引き起こします。

一説によると、体温が1・0℃下がると、人間の免疫力は約3割低下するともいわれています。逆に1・0℃体温が上がると免疫力は5～6倍になります。

ここで人間に備わった免疫機能について、血液からみてみましょう。血液中で免疫機能を担うのは、主に白血球です。白血球にはいろいろな種類があり、「顆粒球《かりゅうきゅう》」と「無顆粒球」に分けられます。

顆粒球は、細胞に顆粒《つぶ》を含んだ白血球のことです。好酸球、好中球、好塩基球という種類に分けられ、それぞれが活性酸素やヒスタミンなどの成分を放出して、外界からやってきた異物を攻撃する働きがあります。

一方無顆粒球は、その名の通り、顆粒を含まない白血球です。無顆粒球は、さらに「単球」と「リンパ球」の2種類に分けられます。単球は成長して「マクロファージ（食細胞）」という細胞になり、体内に入り込んだ異物を食べたり、ウイルスなど感染した細胞を飲み込んで分解したりします。

マクロファージは、他の免疫細胞に敵の侵入を知らせてくれる役割もあるため、人間の免疫機能にとって非常に重要な存在です。マクロファージが活発に働くほど、免疫機能が活性化していることを意味しています。

そしてもう一つの無顆粒球であるリンパ球の種類は、B細胞とT細胞、そしてNK（ナチュラルキラー）細胞の3つがあります。

B細胞は、有害な抗原（異種のたんぱく質や多糖類、毒素など）を発見すると、抗体（その抗原にのみ反応するたんぱく質）を作り抗原に立ち向かいます。

T細胞は、体内に入った異物や異形の細胞のみに狙いを定めて攻撃する細胞です。ウイルスに感染した細胞を破壊する「キラーT細胞」、敵の侵入を察知すると司令塔として他の免疫細胞を活性化させる「ヘルパーT細胞」、異物が排除されたらすみやかに攻撃を中止させる「サプレッサーT細胞」があります。

NK（ナチュラルキラー）細胞は、名前の通り、敵を発見し次第殺す細胞。他からの命令がなくても単独で異物に攻撃をしかけます。

マクロファージをはじめ各々の細胞には役割があり、連携プレーによって、人間のカラダの免疫機能をはたしています。

免疫細胞のリンパ球がもっとも集まる場所は「腸」です（前の章を参照して

ください）。人体の免疫の大部分をつかさどるリンパ球のおよそ6割が腸内に存在していて、このことを「腸管免疫」といいます。

口から入り、胃を経由して流れ込んできたさまざまな食べものを吸収しなければならない腸は、あらゆる細菌やウイルスと常に隣り合わせの場所です。腸内に存在しているT細胞やNK細胞などの免疫細胞は、腸を経由して体内にそれらの有害な細菌やウイルスが取り込まれるのを防いでくれます。カラダのメカニズムは、血液と腸に見る免疫機能のように、みな一環した関係で繋がっています。

毛細血管は人間のカラダ全体を地球2周半ぐらいの長さでおおっています。血管の中で一番小さな血管です。この毛細血管が体中を駆け巡り、組織に酸素を運んだり、いろいろな働きをしています。病気になると、この毛細血管の血流が悪くなり、ますます悪循環を繰り返します。毛細血管も自分で食べたものからつくられています。毛細血管を正常にすることも大事なことです。

低体温を招く原因を考えましょう

現代人の生活が低体温を招きやすいのはどうしてなのでしょう。約60年の歳月を経て、日本人の平熱はかつてより大幅に低下したことは前に話しましたが、その理由は、主に3つだと考えられています。

生活環境の変化

食生活の変化

運動量の低下

現代人に特有の生活習慣が低体温を招き、さらには免疫力の低下やカラダの酸化を引き起こし、さまざまな疾病を誘発するといわれています。

生活環境の変化でみれば、昔の木造の日本家屋は風通しが良く、夏でも涼しくすごせました。しかし、現在の住居は密閉された構造のため、断熱性はありますが、熱がこもりやすく、夏には冷房を使わずにはいられないほどの暑さです。さらに近年では猛暑日が多く、熱中症対策として1日中冷房をつけることが推奨されているほどです。外で汗をかき、冷房の効いた電車に乗ると急激にカラダが冷え、気持ちが悪くなるように、体温調整が自然にいかないことで代謝が悪くなったり、自律神経に異常をきたしてしまうわけです。

夏の食べものには、トマトやキュウリ、ナスなどカラダを冷やす食材が出回ります。それはほてったカラダをしずめるという日本人の知恵でした。しかし現代の食生活では、冷房で冷え切ったカラダに冷蔵庫で冷えた食材やドリンクを飲むなどして、ますます体温を低下させています。

毎日の生活を見直しましょう

多忙な現代人は、ストレスが慢性疲労や睡眠不足の原因となり、自律神経

の乱れを引き起こしています。自律神経は、心臓を動かしたり息をしたり、生命活動をコントロールしている器官です。自律神経のうちさまざまなストレスを日常的に受けると、活発に活動しているときや緊張しているときに主に働く交感神経が常に優位に働き、血管が収縮して血流が悪くなります。さらに体温調整を行っている脳の視床下部の体温調節中枢がうまく働かなくなり、低体温を招いてしまうのです。

運動不足も現代人の特徴です。人間のエネルギーは、筋肉によって生み出されます。体温の約4割は筋肉が発熱することで生まれるものです。自家用車やバス・電車、エレベーターやエスカレーターなどの移動手段の普及、家電の充実により、私たちの生活は便利になった一方で、運動不足がますます深刻になり、体内で熱を作り出すことがむずかしくなってきています。

生活のリズムの乱れもあげておかなければなりません。朝起きて夜寝るのが人間の通常の営みです。しかし、24時間開いているコンビニやスーパー、各種サービスが普通になり、現代人の生活リズムが大きく乱れています。

こうした複数の要因が積み重なり、低体温や疲労、ひいては、生活習慣病やガンといった厄介な病気にも繋がっていくのです。

電磁波に気をつけましょう

携帯電話やパソコンは、もはや私たちの生活になくてはならないものになっています。しかし、幼い子どもや妊婦の健康を害する可能性があるとしたら、使うのを避けようと思われるのではないでしょうか。

携帯電話やパソコンが悪い理由は電磁波です。胎児は、お母さんのお腹の中で細胞分裂を繰り返し、猛スピードで成長します。そのようなときに電磁波を浴び続けると、成長を阻害するなどの悪影響が出る恐れがあります。

また幼い子どもの脳は発達途上で、頭蓋骨も薄いために携帯電話からの電磁波の悪影響を受けやすいことから、携帯電話の所持に年齢制限を設けている国もあるほどです。電磁波を発するのは、携帯電話やパソコンだけではありません。電子レンジやＩＨ調理器、電気毛布にホットカーペット、そしてドライヤーなどからも電磁波が発生しています。さらに、高圧送電線の近くやインターネットの無線ＬＡＮがあるところなどにも注意が必要です。

もちろん子どもだけではなく大人も電磁波の影響を受けています。不眠などの睡眠障害や、頭痛、めまい、集中力の低下などが考えられるほか、うつ病の引き金にもなりかねません。電磁波をいつ、どれぐらいの量を浴びると危険であるか、どの程度なら安全かなど、はっきりとは分かっていませんが、だからこそ、幼い子どもや胎児への影響を考えて、リスクを避ける生活を心がけるべきです。

電磁波を発する家電製品はなるべく使わないか、時間を決めて長くは使わないようにする。電磁波の多い場所に出かけるのは避けるなど、できる限りの工夫をして生活してください。

1日の規則正しい生活習慣をつけましょう

健康習慣については、日々の生活の中でどのように過ごすかが基本です。気分転換に散歩をすることも必要です。家事や仕事を忘れて、気持ちを開放することへ時間を使いましょう。公園に行ったら、樹木に触れてみるのもいいでしょう。海岸を散歩するときは、砂浜を素足で歩きましょう。自然に触れることで、カラダが癒されます。

まずは、1日の規則正しい生活習慣をつけることが大事なことです。

早寝早起きを心がける（22時～2時の間は必ず寝る）。睡眠6、7時間が一番長生きといわれています。

朝、太陽の光を浴びる（特に薄青い光を出している明け方の光がいい）。

食事は消化機能を考えたものにする。

寝る前2~3時間は食事を摂らない。

適度な運動をすること。

朝は41~42℃の熱いシャワーを浴びる。夜は39~40℃のぬるめのお風呂にゆっくり入り、副交感神経を優位にしてリラックスする。

寝るときはパソコン等は控え、部屋を暗くする。


精神的ストレスやネガティブな感情は、「神経・免疫・内分泌系」のネットワークを介して、免疫力や治癒力を低下させせます。**「丈夫な心づくり」の7つのポイントを上げておきましょう。**

1　人のペースに無理に合わせない。
2　完ぺき主義を捨てる。
3　思考パターンを変えてみる。
4　今のストレスに向き合う。

5　思いやりと感謝で心を健全に保つ。

6　笑うと免疫細胞が活性化するので「笑い」を大事にする。

7　自分に合うリラクゼーション法をもつ（アロマテラピー、ヨガなど）。

ぐっすり眠るためには、朝の太陽を浴びましょう

1日の規則正しい生活習慣のポイントを押さえていただけましたか。規則正しい生活を送るためには、まず目覚めることからはじまります。朝起きたら、カーテンを開けて太陽の光を浴びましょう。朝日を浴びると脳の松果体《しょうかたい》という部分にセロトニンというホルモンが分泌されます。体温の上昇とともに内臓の動きが活発になり、食べものを受け入れる準備が整います。そして精神活動も安定します。セロトニンの分泌からおよそ14～15時間後にメラトニンというホルモンが分泌されます。メラトニンは、睡眠と覚醒のリズムを調節

して自然な眠りを誘う作用があり、生体リズムを形成するのに欠かせないホルモンです。メラトニンの量によって眠れない人や熟睡できる人の差ができてしまいます。

「寝る子は育つ」の言葉通り、健全なカラダを作るうえで睡眠は欠かせません。睡眠は、眠っているときにのみ生成される成長ホルモンが分泌され、代謝を良くしたり、筋肉を増強したり、体温の恒常性を保ったりと、カラダのメンテナンスを行うための大切な時間でもあります。脳は眠りでリセットされ、ストレスから解放されます。

心身のリラックスを促して質の良い睡眠に繋げるには、次の項目を試してみたらいかがでしょうか。自分に合ったやり方を組み合わせて、毎日の入眠儀式にすることをお勧めします。

●布団に入る2時間前までにぬるめのお風呂にゆっくりつかる。
●寝る直前の1時間は、照明を落として部屋を暗くする。

●カモミールやベルガモット、ラベンダーなど、リラックス効果のあるアロマを寝室で焚く。
●静かなクラシック音楽など、耳に心地よく自然に眠りに誘われる音楽を流す。
●布団の上であぐらをかき、目を閉じてゆっくり深呼吸し、5分間瞑想する。
●眠る直前にストレッチをする。

なお、1日に必要な睡眠時間は、年齢や体質、その日の疲れ具合などで大きく異なります。平均的な睡眠

規則正しい生活リズムが大切

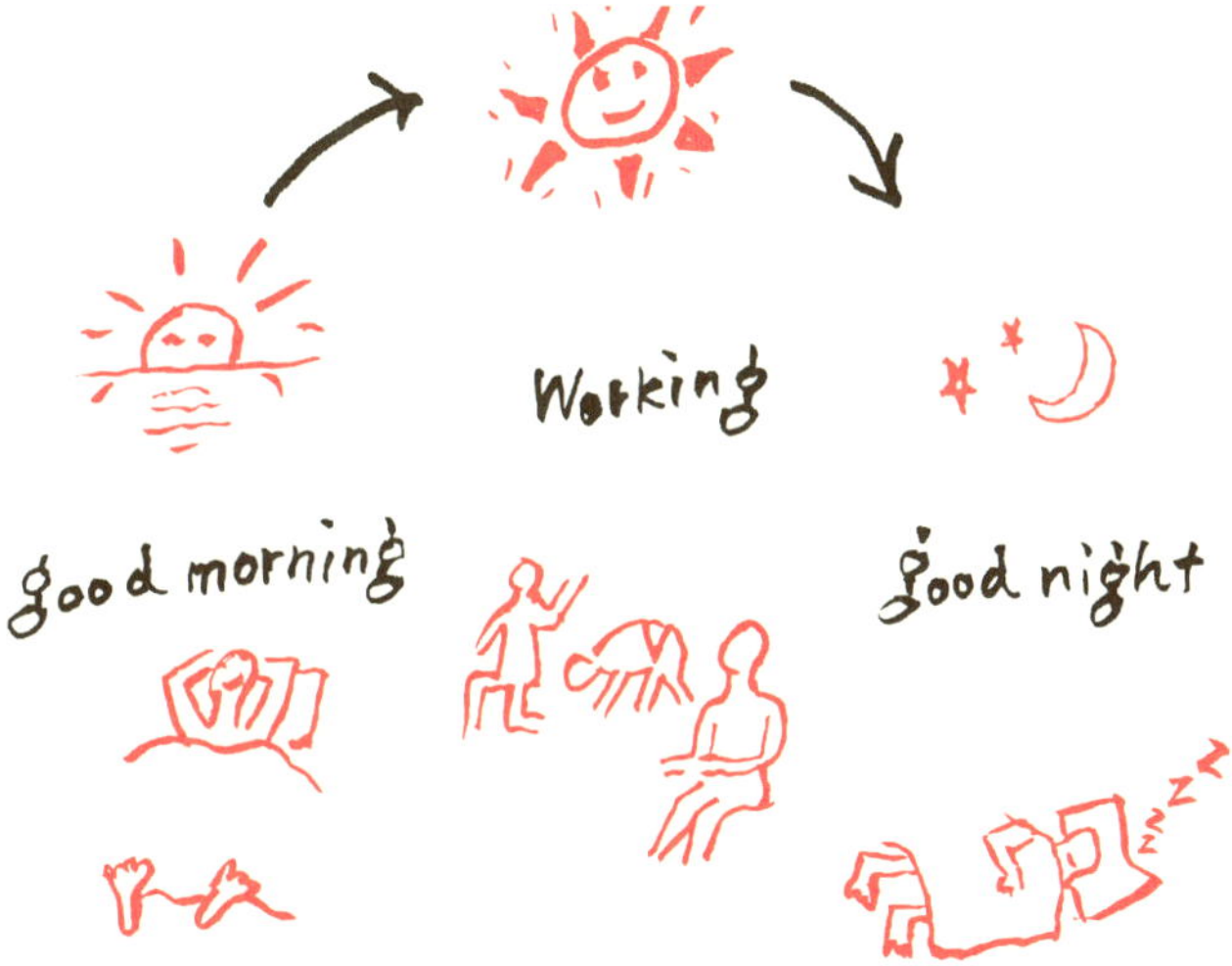

時間は成人でおよそ6〜7・5時間といわれますが、あくまで参考程度にとどめ、自分に必要な睡眠時間を維持しましょう。

ただ、夜の22時から深夜2時くらいにかけては、カラダに必要な各種ホルモンが分泌される時間帯なので、この時間には眠りについているようにしたいものです。22時に眠りにつくのは、現代人にとってはなかなかむずかしいことかもしれません。しかし、生体リズムを整えて基礎代謝を高めるためにも、少なくとも日付が変わらないうちには布団に入るようにしてください。

運動と笑いでリラックス

私は多忙な中での生活習慣の乱れからストレスが溜まり、それが腸に影響し、やがてガンを併発させてしまいました。ストレスの怖さを感じた医者として、人間として、健康習慣を心がけることへのアピールは繰り返して訴えたいと思っています。

規則正しい生活＝健康習慣を送ることがストレスを解消するための近道であり、なかでも適度な運動をすることが必要だと私は考えています。現代人は、カラダをあまり動かさなくてもすんでしまう便利な環境にいます。車や電車、バスといった移動手段の発達や、洗濯機、掃除機などの充実により、どんどん運動不足に陥り、筋肉が衰えています。生きていくうえで必要な基礎代謝の半分以上が筋肉で行われるので、筋肉量が増えれば増えるほど代謝も上がり、たくさんのホルモンも作られます。

運動の習慣をつけるには、何か特別なことをしなくても大丈夫です。

●いつもより少しだけ大きく手を振って、速いスピードで歩いてみる。

●最寄り駅の1駅手前で降りて歩いてみる。

●エレベーターやエスカレーターを使わずに階段を使う。

●電車の中では座らずに、なるべく立って過ごす。

●あえて坂道のあるルートを選んで歩いてみる。
●立っているときに、つま先立ちをして太ももを鍛える。
●買い物に行くときは、電車やバスを使わず徒歩で行く。
●拭き掃除や庭仕事など、家事を積極的に行う。

普段の生活の中でこれらのことを意識して行動するだけでも、筋力アップに繋がります。

「笑い」のすぐれた効能について説明しましょう。日常生活でいつも笑顔を心がけることで、見た目の好印象や人間関係の円滑化はもとより健康増進や美容など、さまざまな効果が得られます。

笑うことで副交感神経が優位に働きます。神経伝達物質のエンドルフィンが脳内で活発に分泌され、痛みやストレスが軽減され、ポジティブで晴れやかな気持ちになります。エンドルフィンは脳内麻薬（脳内モルヒネ）とも快楽物質とも呼ばれ、気分が高揚し、多幸感を得る効果がある物質として知られています。ガン細胞を攻撃するNK細胞（ナチュラルキラー細胞）が活性化して免疫力がアップし、さまざまな病気の予防になるともいわれています。

これらの「笑顔効果」は、いわゆる作り笑いでも得ることができます。私たちの脳には「笑う＝楽しい」という回路がインプットされています。たとえ作り笑いでも、脳が「楽しい」と錯覚をして、本当の笑顔のときと同じようにエンドルフィンの分泌やNK細胞の活性化が行われるというメカニズムです。そして精神を安定させ、幸福な気分へと導いてくれます。

つらいとき、だるいときほど笑えないものですが、笑えないときにあえて笑顔でいることで、自ずと「ハッピーな自分」になることができるのです。

それでも毎日発生する活性酸素は、水素で退治する

食事や普段の生活に気を配ることはもちろんですが、毎日発生している活

性酸素へのケアも健康習慣として考えてください。私は、活性酸素の中でももっとも危険な活性酸素であるヒドロキシラジカルを、一番有効的に退治してくれるのが水素だと考えています。

水素は活性酸素対策への効果的な治療法の1つとして、世界的にも研究が進んでいます。末期ガン患者の予後を改善する水素の免疫効果の臨床報告や、厚生労働省による指定先進医療Bの中にも水素を用いた治療法が取り上げられるようになりました。

私の経験でも心臓病やガンの患者さんには水素による治療は効果的です。星子クリニックでは高濃度水素ガス吸引から水素点滴、そしてクリニックで作る水素水の飲用などを採用しています。しかし、毎日発生する活性酸素への対処には、水素を毎日摂取することがより効果を上げます。

そこで採用したのが〝食べるマイナス水素イオン®〟です。サプリなら、家庭でも外出先でも毎日摂取できるからです。重篤な症状の方にはクリニックでの水素治療と合わせて使っていただいています。また健康な方には病気予防や健康維持のためにお出ししています。

食事や生活習慣の見直しと同時に水素サプリを摂取すること——それは私の考える予防としてのセルフメディケーションにぴったりだと感じています。

食べるマイナス水素イオン®のサプリメントで、水素を毎日

私が水素を初めて知ったのは、自分がまだガンにかかる前のことでした。好奇心をもちながら予防医療についていろいろ研究しているときに、水素を研究している人たちに出会いました。そして点滴法などで使い始めました。アメリカには水素のサプリがあることを知っていましたが、日本でも水素サプリが開発されていることが分かりました。

水素は常温では気体です。研究室では水素を専門用具を使って気体のまま

使用します。一般的にはペットボトルやパウチパックの水素が知られていますが、水素はすぐに気化してしまい、効率が悪いのです。そこで登場したのが、水素還元焼成サンゴカルシウムパウダーです。

水素還元焼成サンゴカルシウムとは、天然の白サンゴに水素をイオン結合させたものです。イオン結合の方法は、還元焼成という特殊な加工法で、もはや気化することはありません。サンゴという天然ミネラルが凝縮したものに水素を付けたものと考えていただければいいでしょう。

こうしてたくさんの水素分子をイオン結合させたサンゴを粉砕し、カプセルに詰めた水素のサプリメントが「食べるマイナス水素イオン®」です。いわば「食べる水素」と呼べるものです。水素研究に携わる人々が試行錯誤を繰り返して、ついに到達した貴重なサプリメントです。水素の抗酸化力を維持しながら、いつでもどこでも飲める手軽さがいいと思っています。

サンゴは小さな孔が無数に空いた「多孔質」構造の生物です。本体はイソギンチャクのような小さな動物で、海中での成長過程で海水からカルシウムなどさまざまなミネラルを吸着し、次第に大きな骨格の体を形成していきます。私たちがサンゴと呼んでいるのは、サンゴという動物の骨であり、海底生物が集まって生態系を作る森のようなものです。その表面には植物性のプランクトンが棲み、光合成をして酸素を作り出しています。

サンゴはカルシウムなどのミネラルが豊富で、昔からカルシウム剤として利用され、安全性においては長い歴史があります。表面に空いている無数の孔は、水素をイオン結合させる素材として最適。またこれが体内で抗酸化力を発揮し続ける時間が8時間以上と、非常に長いのです。

活性酸素退治と不足しがちなカルシウム対策

カルシウム不足は動脈硬化などの生活習慣病や骨粗しょう症、腰痛、虫歯、骨折などさまざまな病気の原因になります。水素還元焼成サンゴカルシウムパウダーのカルシウムは、こうした病気の予防にも役立ちます。

また、サンゴカルシウムパウダーにはカルシウムだけではなく、マグネシウム、カリウム、鉄、亜鉛など現代人に不足しがちな必須ミネラルが豊富です。これらのミネラルは、腸内で有害な物質を吸着して排泄する働きをもち、腸内をきれいにするために役立ちます。**サンゴは、水素という抗酸化物質にとって最適な素材であり、その働きを高め、持続させ、より大きな健康効果を導き出す力をもっているのです。**

「腸」のところで説明したように、腸は全身の健康状態を左右する重要な臓器です。何度でも話しますが、現代人の腸は今、食事や生活習慣でよごれ、活性酸素の発生によってさらに悲惨な状態になっています。

腸は血液を通じて栄養やホルモンなどを全身の組織、細胞に送っていて、血液の材料も腸が作っています（その素材から血液を作るのは骨髄）。その栄養が腸でかなり酸化した状態で送られると、全身の血管や組織、細胞の各所でさらに活性酸素が発生してガンや糖尿病、動脈硬化、認知症、アレルギーなどさまざまなトラブルを招きやすくなります。

活性酸素による酸化は、抗酸化物質で除去するほかはありませんが、私たちのカラダに備わっているSODなどの抗酸化酵素だけでは、あるいはビタミン、ポリフェノールなどの食品由来の抗酸化物質だけでは、現代人のカラダの酸化現象は防ぎきれなくなっています。

そこで、水素還元焼成サンゴカルシウムのようなダイレクトに活性酸素を除去するものが有効なのです。水素という強力な抗酸化物質によって腸の活性酸素を除去し、腸の汚れを取ることで、生活習慣病などのリスクを大きく下げることができるのです。まさに私たちの健康への救世主が水素だといえましょう。

食べるマイナス水素イオン®のクリニックでの症例

活性酸素の減少と血中カルシウム（Ca）濃度の上昇について、実際に食べるマイナス水素イオン®のサプリを服用した患者さんの症例を考察してみました。

サプリメント3カ月服用後、すべての症例で活性酸素が劇的に低下し、血中のCa濃度も上昇しました。水素のサプリメントがヒドロキシラジカルという一番悪玉の活性酸素を減少させたと思われます。また、血中Caも全例で確実に上昇しました。このことは、骨粗しょう症で血中Caが低くて困っている方や女性でも若くて骨折しやすい方などには試してみる価値があると考察できます。

血中Ca濃度は低くなると、人間の本来の生体機能として血中濃度を一定にしようとする恒常性があるため、自分の骨を溶かして血中濃度を上昇させます。つまり骨がスカスカとなり、骨折しやすくなったり骨粗しょう症の原因となります。このようなことが起こらないように食べるマイナス水素イオン®サプリを服用することは有用であると考えられます。

※活性酸素は、酸化ストレス（8–OHdG（細胞内DNA酸化ダメージ度））を測定。
酸化ストレスとは、体内で活性酸素が過剰に作り出され、抗酸化力が低下している状態で、カラダの「さびつき度」が過剰になっている状態です。この状態はさまざまな生活習慣病や老化の引き金になります。

症例①

若いスポーツマンの症例

S・Rさん　16歳　男性

スポーツマンで、毎日筋力トレーニングを行っていて疲れやすい。肝臓機能もやや低下していた。来院時、尿中活性酸素測定。本来16歳と若いので普通なら正常範囲だが、振り切れるほどの数値であった。ふだんから肉食でスポーツドリンクを毎日服用していた。水素サプリメント服用1カ月で活性酸素が劇的に低下した。

体調も良好。肝機能も向上した。血中Ca濃度も9・1→9・9と上昇。血中Ca濃度はそのまま維持した。

悪玉コレステロールであるLDLコレステロール値も109→58と正常値になった。

細胞 DNA 酸化ダメージグラフ（8-OHdG/Cre）

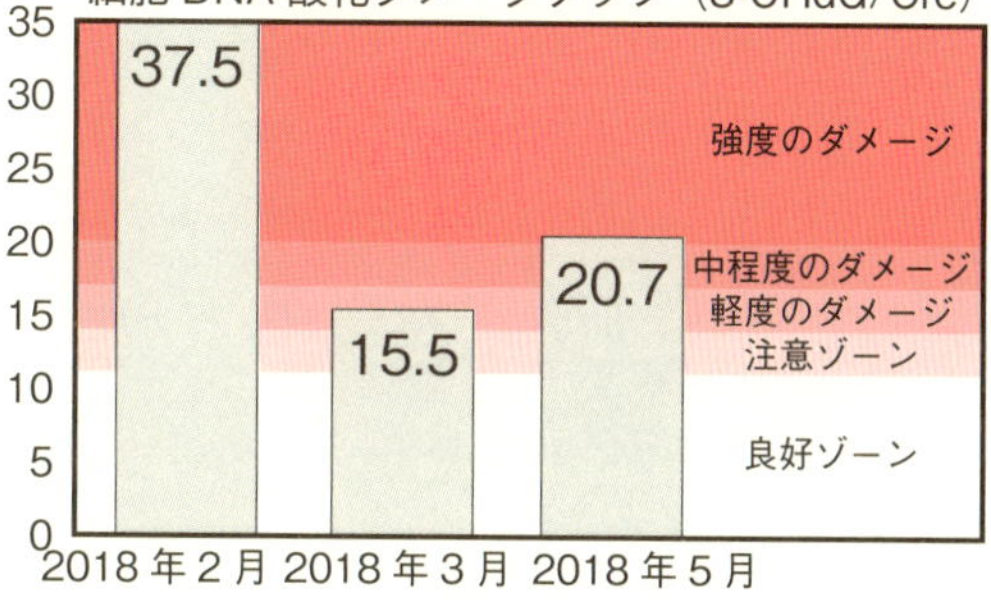

	2018 年 2 月	2018 年 5 月
血中カルシウム（Ca）濃度（基準値 8.4-10.4）	9.1	9.9

症例②

若いOLの症例

M・Cさん　23歳　女性

日頃より体力がなく肝機能も低下している。スポーツは特にしていない。

来院時、尿中活性酸素測定。活性酸素は若いのにかなり高い。血液データはTTT、ZTT（いずれも血清中のたんぱく成分の割合を調べる検査）が高い。1カ月服用後はやや活性酸素が低下したが3カ月後は劇的に低下した。

血中Ca濃度は9・3→9・9と上昇していた。1カ月では活性酸素が思うように低下しなかった症例だが、3カ月服用することにより劇的に活性酸素が減少し、血中のCa濃度も上昇したままであった。

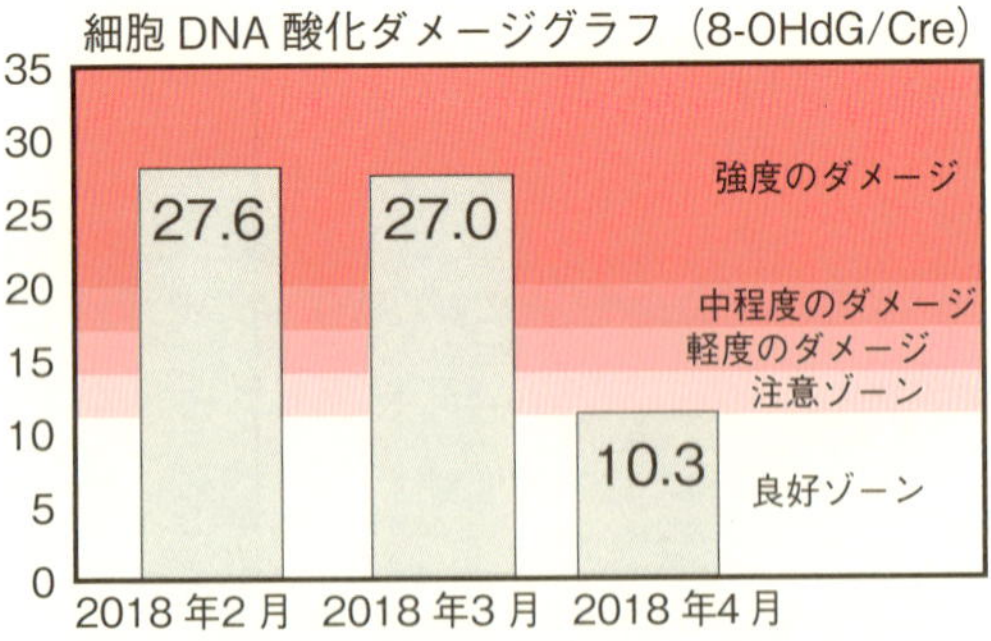

	2018 年 2 月	2018 年 4 月
血中カルシウム（Ca）濃度（基準値 8.4-10.4）	9.3	9.9

症例③

仕事をされている中年女性の症例

N・Rさん　44歳　女性

コレステロールが高く、悪玉LDLコレステロールも高かった。活性酸素も高かったが、服用1カ月後の活性酸素が高くなった。この原因は、この1カ月が症例の方にとって、もっともストレスが大きいことがあり、それでも活性酸素が振り切れるほどではなかった。服用4カ月後は劇的に減少した。

血中Ca濃度は9・3→9・6→9・7と上昇した。総コレステロールは230→223と減少した。悪玉LDLコレステロールは149→142と減少した。

細胞 DNA 酸化ダメージグラフ（8-OHdG/Cre）

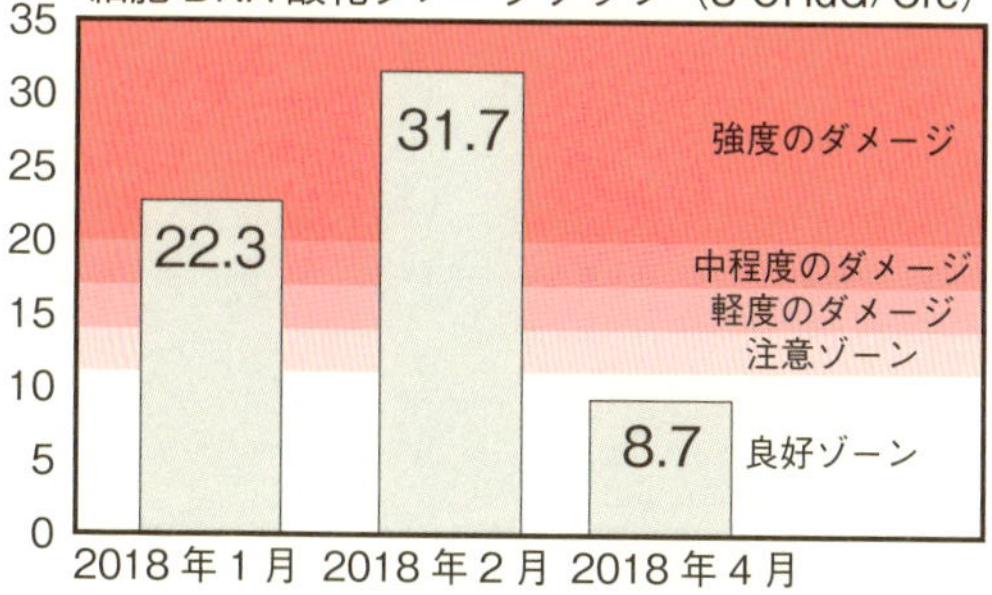

	2018 年 1 月	2018 年 4 月
血中カルシウム（Ca）濃度（基準値 8.4-10.4）	9.3	9.7

自然に感謝し、自然の摂理と一体に生きる

ＢＢＣ放送で「ハゲワシ」についての番組がありました。私はそれまでハゲワシにはまったく関心がなかったのですが、その番組はとても気になる内容でした。アフリカ大陸やインドにおいてハゲワシがどんどん大量死し減少しており、それがいかに人類に影響を及ぼしているのか……愕然とした真実がありました。

雨季の前期にヌーという動物が群れで川を渡りますが、渡れずに溺れてしまったヌーの死骸が、下流に流され時間とともに腐っていきます。その腐った死骸を食べて片づけてくれるのが、ハゲワシです。普通の動物は、その腐敗した肉を食べると、炭そ病や狂犬病などに感染して、死にいたります。しかし、ハゲワシには金属も溶かすほどの強い胃液があるために、腐敗した肉

を食べても病気にならないので、きれいに後始末をしてくれるのです。

ところが近年、農薬に冒された草を食べた牛の死骸や、鎮痛剤を打たれた牛の肉などを食べたハゲワシが大量死しています。腐敗菌では死なないハゲワシが、人間の作った農薬や化学物質で大量に死んでいるのです。その影響で、インドでは腐敗した動物の死骸があふれ、川を汚染し、狂犬病が増え、たくさんの人が亡くなっているという事実を知りました。アフリカ大陸でも同じようなことが起きているのです。

このことは、遠い異国の地だけの問題ではありません。自分たちにも同じようなことが起きる可能性があるということです。農薬で動物たちが死んでしまうということは、人間も死なないと誰が言い切れるでしょうか。ミツバチやいろいろな動物が大量死しているのに、自分には関係がないと思う身勝手な行いによって、すべての人間に危機が差し迫っているのです。結果的には、自分の首を絞めていることになります。そのことを、なぜ知ろうとしないのか。

なぜ目をそらして毎日を過ごせるのか。農薬を使っている方に、ぜひ、考えてもらいたいと思います。

一人ひとりの決断が、少しずつでも多くの人の意思に広がってくれることを真に願います。そうすることで地球の自然が戻り、動物たちも自然の摂理に従って秩序をもって生きることができます。人間の愚かな考えが自然を破壊し、たくさんの人の病気を増やし、愛する人との悲しい別れに繋がるのです。

今、このときから自然の大いなる摂理に感謝して、毎日生かされていることに感謝し、自然界のさまざまなものに畏敬の念をもって、それぞれが生きていけたら、争いもなく豊かな自然を守れるのではないでしょうか。

この番組は、自然を守ることが、結果的には自分自身のためにもなり、病気を減らすことにもなる……と、改めて考えるきっかけになりました。日本でも、このような番組をぜひ作ってもらいたいと思います。そして、学校でもこのような話をしてもらえたら、子どもたちの精神的教育にも、いい影響を与えるのではないでしょうか。

私たちが必要としている空気も水も土も、すべて人間が創ったものではありません。人間には、同じものを創ることはできないのです。自然の摂理によって、長い時間をかけて創られたものです。

動物も同じです。やはり人間が創れるものではありません。自然の摂理は、誰も創ることができないのです。それなのに人間は簡単に自然を破壊しまっています。そのために、今までになかったような危険な病気や奇病、難病まで増えてきています。人間の歴史も、謎だらけです。大いなる力が働いて、できてきたものです。そのような貴重なカラダなのに、自然の流れに逆らって生きていたら、病気にならないほうがおかしいのではないでしょうか。

1日一度は自然に感謝し、生かされていることに感謝し、食べものにも感謝して生きたいものです。偉大なる自然に感謝を込めて。

対談　植田勇人・星子尚美

食べるマイナス水素イオン®に出会った！

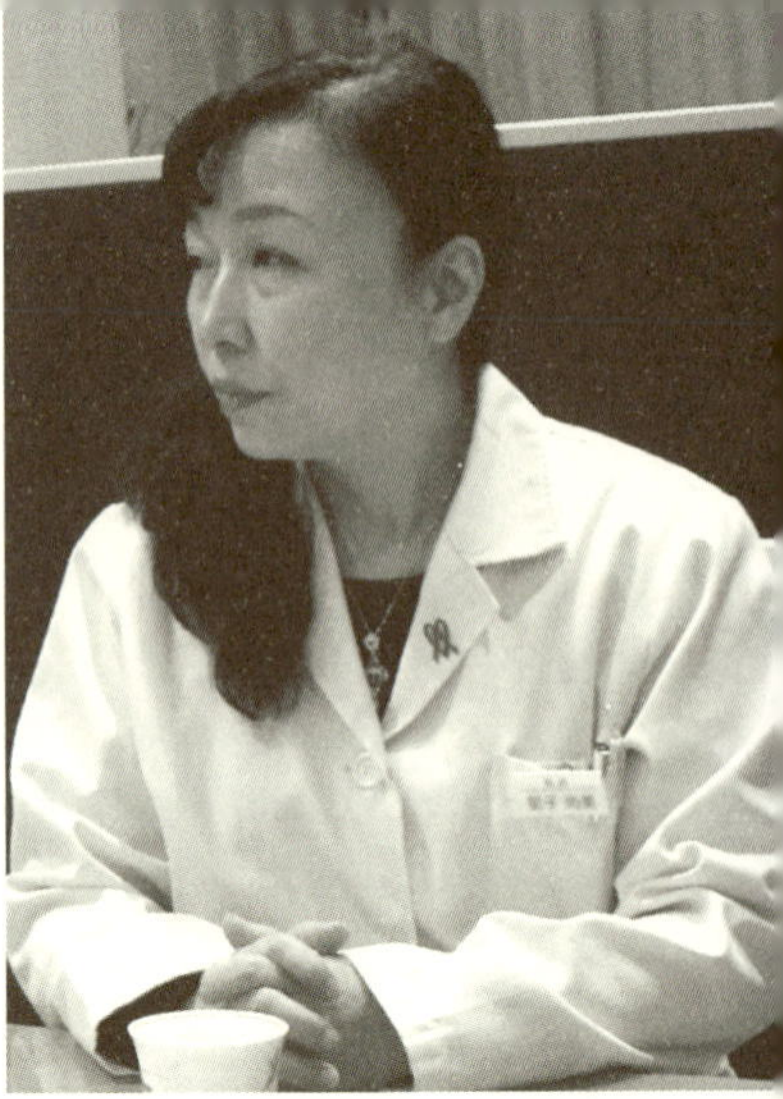

星子尚美
（ほしこ・なおみ）

私は再発しないガン治療に
一生懸命になって
今のクリニックに辿りつきましたが、
及川先生はきっと奥様のガンに
切実に向き合われたんですね。

奥様は亡くなる間際まで、
クリスチャンのお友達からいただいた
「ルルドの泉の水」を
熱心に飲まれていたのだそうですが、
その水に、マイナス水素イオンが
含まれていたというのです。

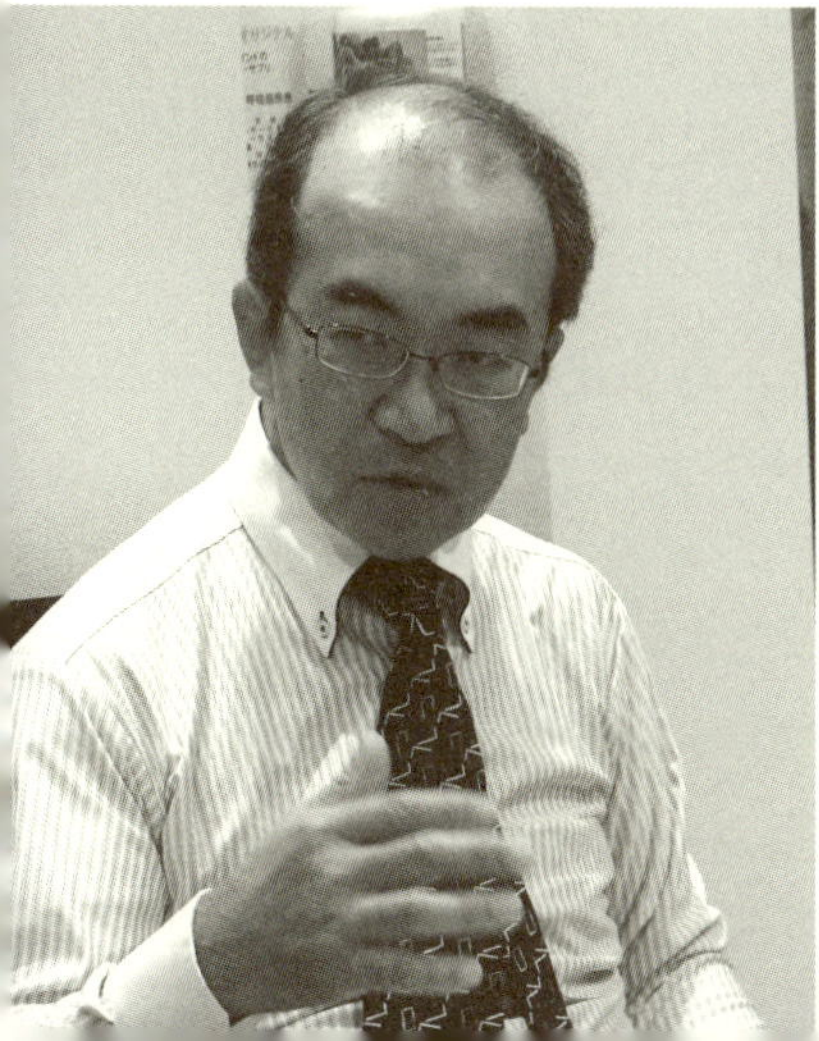

植田勇人
（うえだ・ゆうと）
医学博士
宮崎大学医学部臨床教授
宮崎医科大学医学部卒業
日本酸化ストレス学会会員
株式会社バイオス主任研究員
日本精神神経学会専門医
米国てんかん学会会員
日本てんかん学会評議員

太古の火山に生まれた水素の働き

星子　私のクリニックでは、患者さんにマイナス水素イオンが発生する水素サプリを推奨しています。サンゴカルシウムに特別な製法で水素を閉じ込めたこのサプリは、ガンで奥様を亡くされた及川胤昭《たねあき》博士が開発されたそうですね。植田先生はそのお話をご存じだとか？

植田　私は1995年に及川先生と知り合ってこの水素サプリ、食べるマイナス水素イオン®のパウダーを使った研究を始めたのですが、数年経ってから、そのことをお聞きして興味をもちました。奥様は亡くなる間際まで、クリスチャンのお友達からいただいた「ルルドの泉の水」を熱心に飲まれていたのだそうですが、その水に、マイナス水素イオンが含まれていたというのです。

星子　やっぱり還元力があるのは電気的にはマイナスのほうで、プラスは電子を奪って酸化するほうですものね。

植田　ルルドの泉はピレネー山脈の麓にあるんですが、太古の火山活動で溶岩が冷えて固まるときに高温無酸素の状態になり、水素がプラズマ化してマイナス水素イオンが生まれたということですが、それが常温常圧で存在しているのはなぜか。そのメカニズムを研究すれば抗酸化能を秘めた食べるマイナス水素イオン®食品を作り出せるのではないかと考えられたんですね。

私、のちのちになって及川先生の工場に招かれたのですが、食べるマイナス水素イオン®を作る際の酸化還元焼成のプロセスを見て、こういう化学の手法は、火山活動などに抗酸化能力の高い物質が富むというところに着目された経緯に、「ルルドの泉の水」が関与してたんだなとよくわかりました。

星子　私は再発しないガン治療に一生懸命になって今のクリニックに辿りつきましたが、及川先生はきっと奥様のガンに切実に向き合われたんですね。

植田　及川先生は「妻の命を奪ったガンを退治するためにも『ルルドの泉の水』が大事な研究対象になった」と、著書に書かれていますね。

星子　ところで、プラズマというのはどういうことなんですか。

植田　私はあまり物性のことについてはわからないんですけど、及川先生は、いわゆる〝平衡状態〟ということをよく言われていましたね。水素(H_2)になったり、マイナスの水素になったり、プラスの水素になったりする。そういう平衡状態で動き回っているというのがプラズマ状態ということなんですが、その中で抗酸化能力（還元力）が一番パワフルな状態がマイナス水素（H^-）である、ということをずっと言われていました。

カラダの中にそうした状態が生まれるということでは、やっぱり太陽のいろんな波長のエネルギーっていうのが介在しているのではなかろうかと思いますね。

星子　太陽ってすごいですからね。あのエネルギーがないと人間は生きられない。朝、明け方の青白い光線っていうのはすごくカラダにいい光線なんですけど、あの波長がカラダに入ることによってスイッチがオンになる感じがある。やっぱり脳内のホルモンをスイッチオンするようなものがあるんですね。

植田　及川先生はマイナス水素イオンを調べるために初期には植物でいろいろ実験をしているんです。

たとえばシロイヌナズナという植物があるのですが、これは遺伝子のすべてが特定されている。それを普通の水太陽ってすごいですからね。
あのエネルギーがないと人間は生きられない。

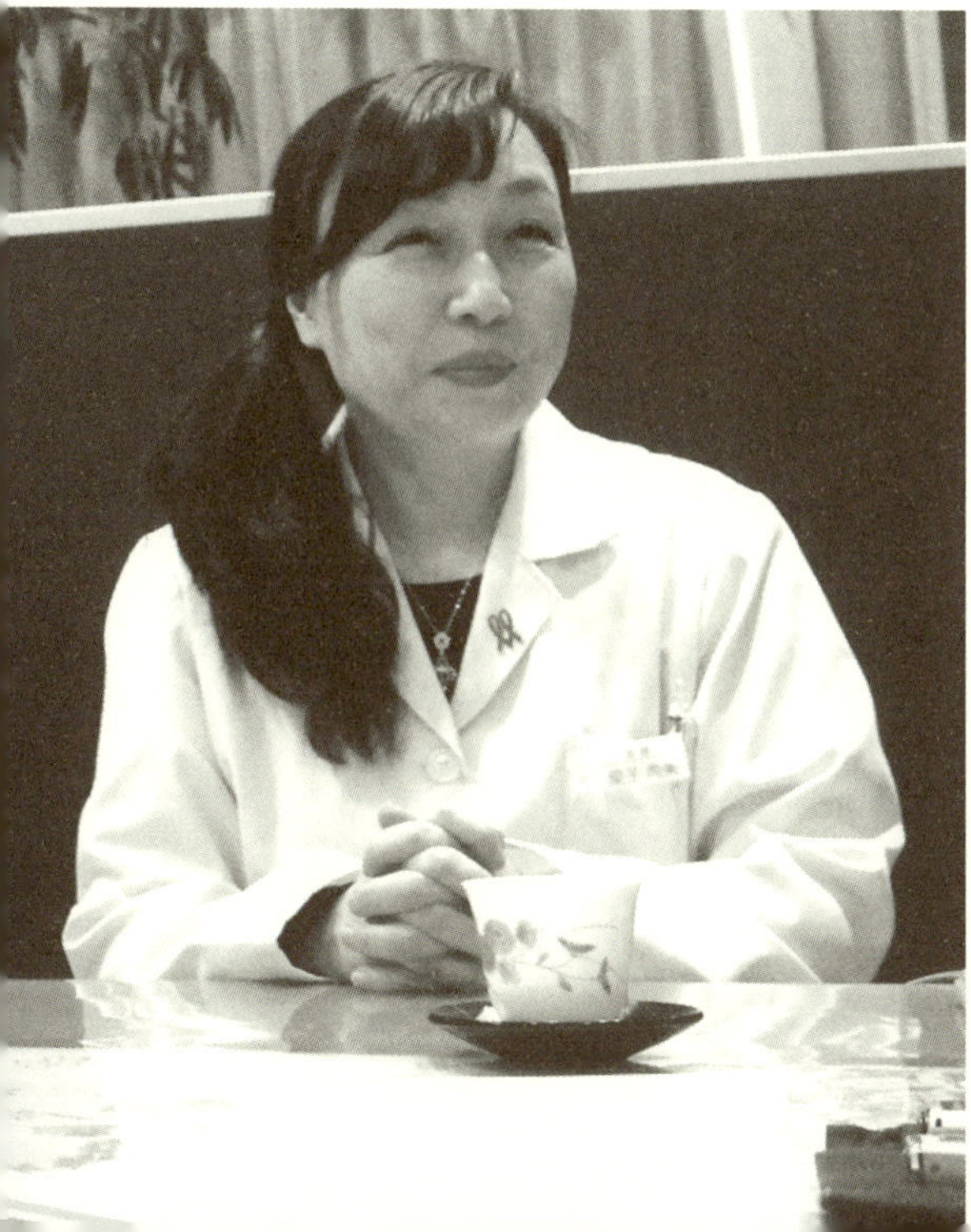

と、マイナス水素イオンのパウダーを溶かした水とで育てて較べたところ、顕著に違う遺伝子発現パターンが出た。その中で特筆すべきは長寿遺伝子といわれている遺伝子を中心とする遺伝子発現でサーチュインワンというものだったんです。

星子　人間の幹細胞は普通、20歳からどんどん衰えるといわれますが、幹細胞のほとんど98%は眠っているらしいですね。で、私は、眠っている98%の幹細胞のスイッチを水素がオンにするのではないかなと思っているんです。

水素を飲むと若返るっていうでしょ。遺伝子に働きかける、そういう働きに、少しマイナス水素イオンがかかわっているんじゃないかなあと、そんな気がしているんですね。

求めたのは、活性酸素への抗酸化力

星子　私は自分がガンになって初めてわかったことは、今の治療では自分のガンは治せないなと思ったんですね。それでゲルソン療法もそうですけれど、やっぱりカラダの中のイオン的なことを考えると、フレッシュなもの、酸化してないものを摂らなきゃいけな

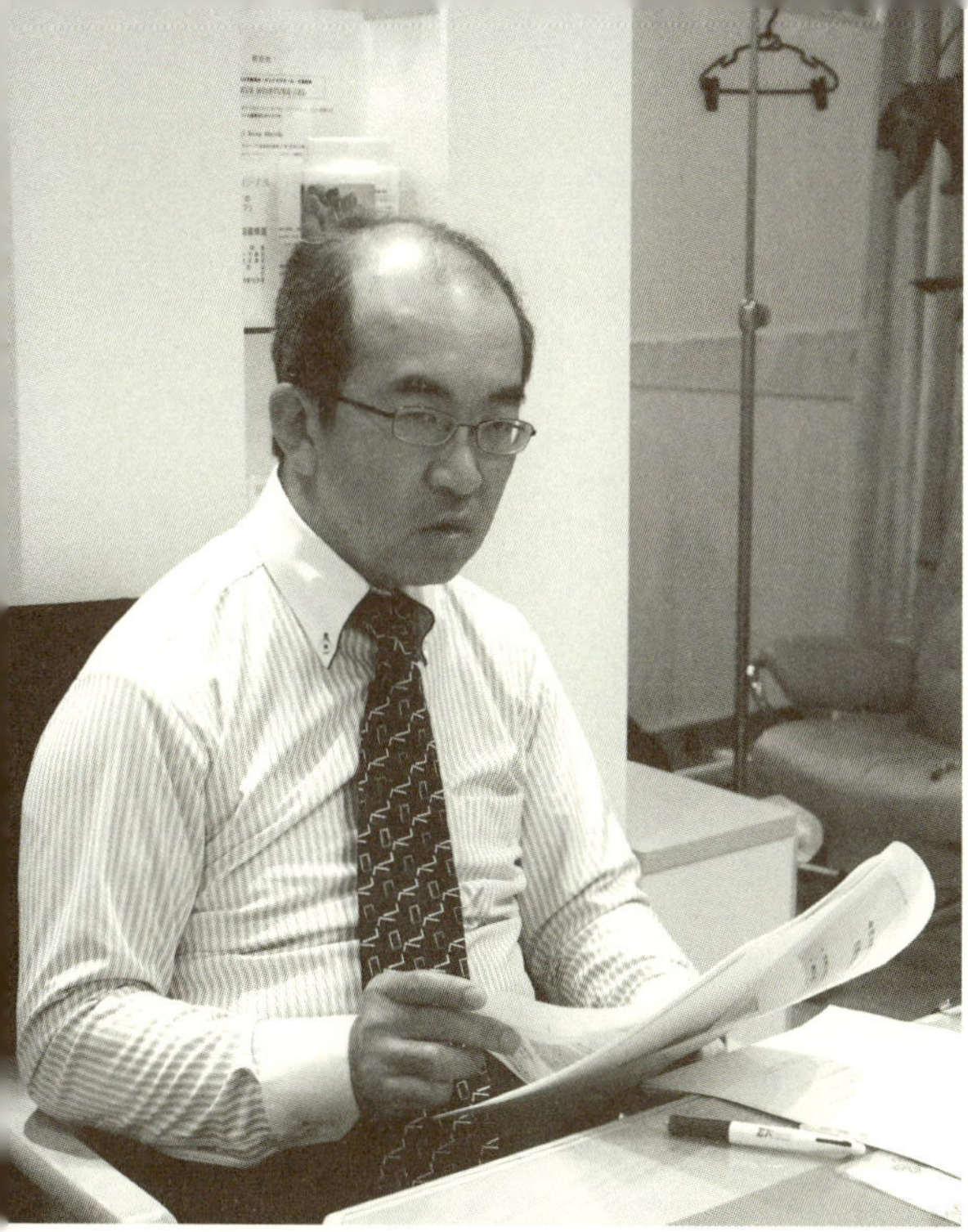

私が及川先生と出会ったのも
脳内の抗酸化物の研究をしていたときなんです。

い。還元力のあるものをカラダに入れたほうがいいんだというのがすごくわかったんです。

そういうことも含めて、水素もその選択の中にあったわけです。還元力をいかにカラダに入れるかというのがすごく大事なんだということを自分自身で試すことで、だんだん、だんだん納得してきたんです。

植田　私は臨床ではてんかん専門医で、あと老年精神医学専門医でもあるんです。そのどちらにも、実は活性酸素が関与していまして、抗酸化力のある物質がその治療に役立ちそうだと。

そんな研究から食べるマイナス水素イオン®にも出会いました。

星子　食べるマイナス水素イオン®のサプリは、私のクリニックでも使っていますが、先生はてんかんでの良い働きを調べられたのですね。

植田　よく知られているようにフリーラジカルや活性酸素は、多くの病気や老化に大きな影響を与える物質です。てんかんの場合は、ごく簡単にいうと、脳細胞が活性酸素によって傷つけられることで、そこにてんかん原性になる基礎ができる。

私が及川先生と出会ったのは岡山大

学での脳内の抗酸化物の研究が発端です。

星子　植田先生は宮崎大学とお聞きしていますが、岡山大学でも研究されていたんですか。

植田　岡山には脳内のフリーラジカルを消去する抗酸化物質にフォーカスした研究をしているグループがあって、私が医者になった1989年頃には、もうすでに「てんかん」「抗酸化能力」「フリーラジカル」という3つのキーワードでたくさんの論文を出されていたんです。

私はその研究に強い興味をもっていたので、宮崎から勉強で岡山大学にお邪魔させていただきました。

星子　具体的にはどのようなご研究ですか？

植田　ごく簡単にいうと、たとえば頭の外傷で出血が起きたとします。そこに血液中のヘモグロビンが沈殿するとそこが焦点になって、てんかん原性が作られる。つまり攻撃物質が脳内で内因性に作られるのですが、それがもともとある内因性の抗酸化系であるビタミンCとかビタミンEの防御系を打ち破ることで、病態がそこに存在し続けるという、仮説があるんです。

そこで、脳内で生成される攻撃物質に対する抗酸化物質の研究をマウスやラットを使って調べました。

試験管レベルだけでなく、生きて動き回っているラットの脳内もESR（電子スピン共鳴）を使った装置で測ることもできるのですが、当時私が考案した装置を使って水素パウダーの力を実験してくださいと言われたのが、及川先生とのそもそもの出会いなんです。

想像以上の実験結果に次々新しい驚き

星子　ここに2007年の第34回の日本脳学会で発表されたという研究報告の記事がありますが、植田先生と及川先生のお名前がありますね。

植田　てんかん・低酸素／脳虚血モデルのラットの脳に、てんかんを発症させる原因物質となる活性酸素やフリーラジカルと類似するラジカル試薬（ニトロキシドラジカル）を送り込み、その後、及川先生の食べるマイナス水素イオン®を与えて脳内の抗酸化能力を調べる実験の報告です。

水素パウダーを与えたラットと水を与えたラットと2つの群れを調べてラジカル試薬の減り方を比べました。

星子　結果はいかがでしたか?

植田　実際に生きたまま麻酔もかけていないラットの脳に水素を投与すると、ラジカル試薬が消えた。ラジカルの消去を素直に目で見ましたから。それが最初の驚きでした。

星子　その後もいろいろ実験されていらっしゃる?

植田　ええ。いろんな実験をしています。脳の抗酸化能を上げる実験では、①ビタミンCのみ、②ビタミンCとE、③CとEに水素を加えたとき、という3つの群れでラジカル試薬の消去時間を調べると(図1)、1対1/2対1/3という

図1　試験管内で活性酸素の消去速度を調べた

ビタミンC＋E溶液に食べるマイナス水素イオン®を添加するとラジカル試薬の消去スピードが速くなった。　In vitro 実験

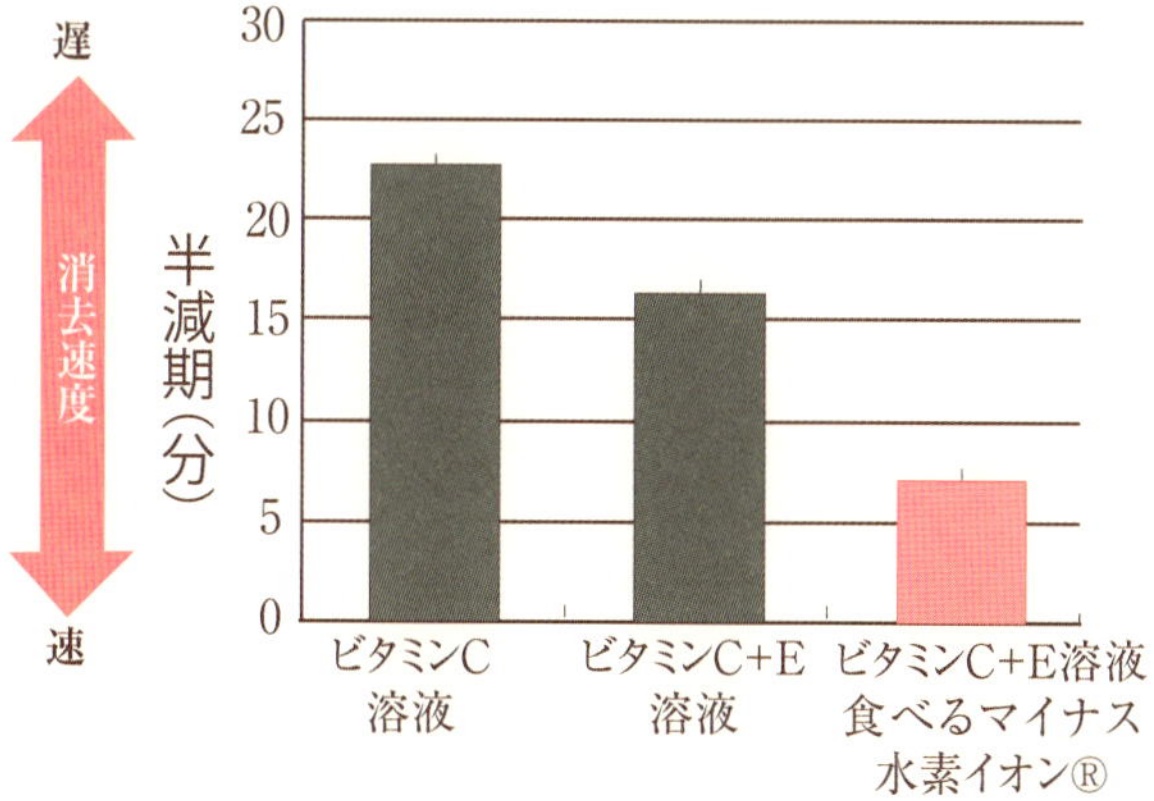

(「マイナス水素イオン食品の抗酸化能研究」植田勇人 共同研究　2007年より)

結果で、食べるマイナス水素イオン®がビタミンCとEの抗酸化力を増強させる効果をもっていることがわかりました。

また、京都大学が開発した老化促進モデルマウスを使った老化の実験では、①通常餌の群れでは8カ月目からマウスが死に始めたのに、②食べるマイナス水素イオン®を混ぜた餌を与えた群れでは最初の死亡は12カ月目からであったこと。また、③2つの群れでそれぞれ12カ月目に生存していたマウスの自発行動を調べたところ、食べるマイナス水素イオン®を食餌で与えていたマウスは通常餌のマウスの3〜4倍の行動量を示すという結果も出ました。

星子　食べるマイナス水素イオン®がマウスの抗酸化能を上げて寿命が延びたと考えられるというわけですね。

植田　食べるマイナス水素イオン®のパウダーを使った実験は、山形の研究所が実施したり、私が宮崎で追試してみても結果は同じでした（図2、3）。日本でやった実験を中国でやっても同じ結果が出るなど、再現性があります。

老化の実験では理化学研究所にもマウスの遺伝子を送って調査していまし

老化促進モデルマウスで老化への影響を調べた

食べるマイナスイオン®を食餌に添加したマウスは老化が遅くなり、寿命も延びた。

図２　総合スコア。老化の始まりに６カ月の差

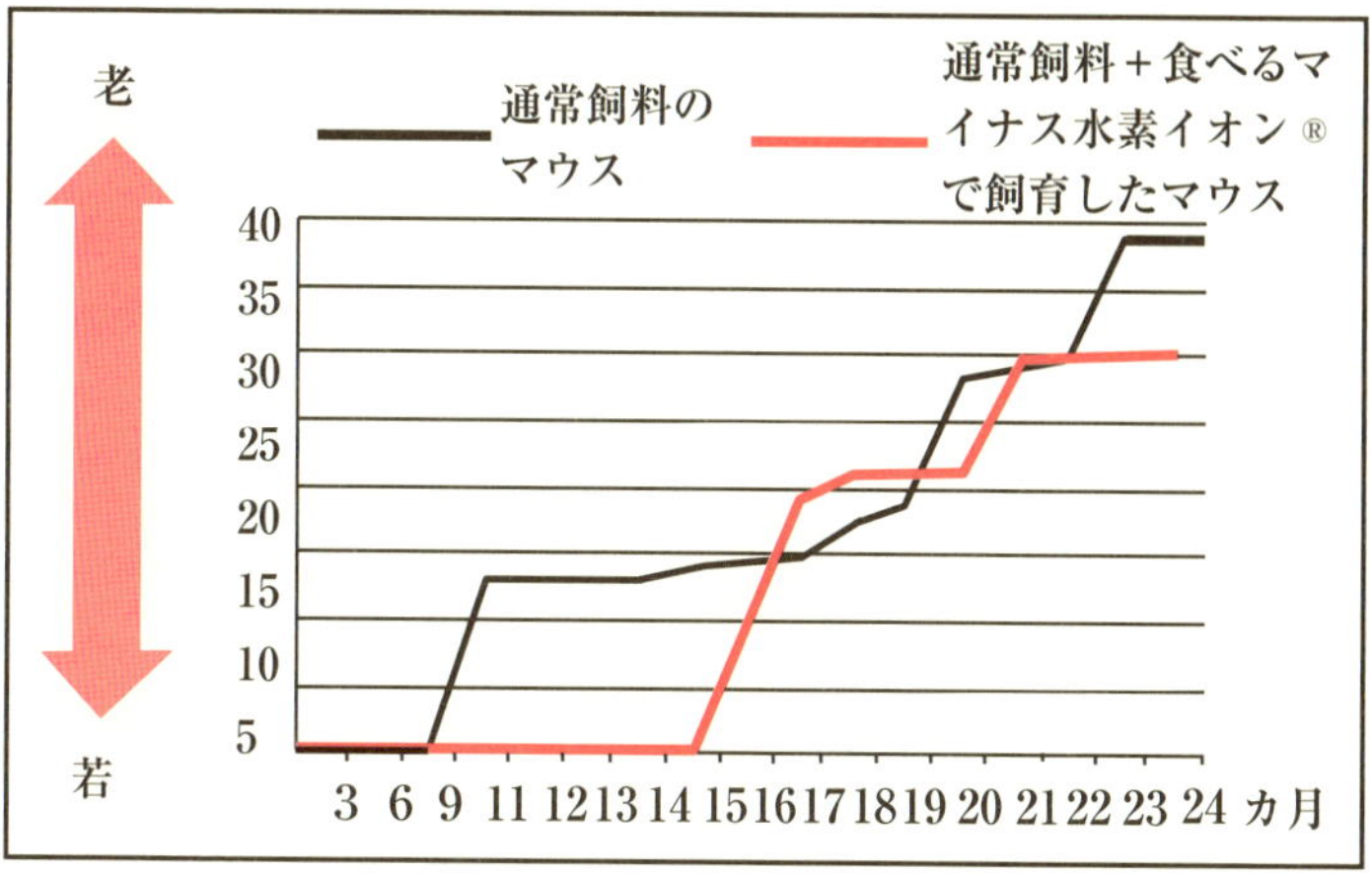

通常飼料と通常飼料に食べるマイナス水素イオン®を合わせた餌で、マウスを24カ月飼育。自発行動量、脱毛や潰瘍など皮膚と体毛の状態、角膜混濁など眼球状態、背骨の曲がり具合の各点を老化指標として確認。

図３　生存率比較。最初の死亡に30週の差

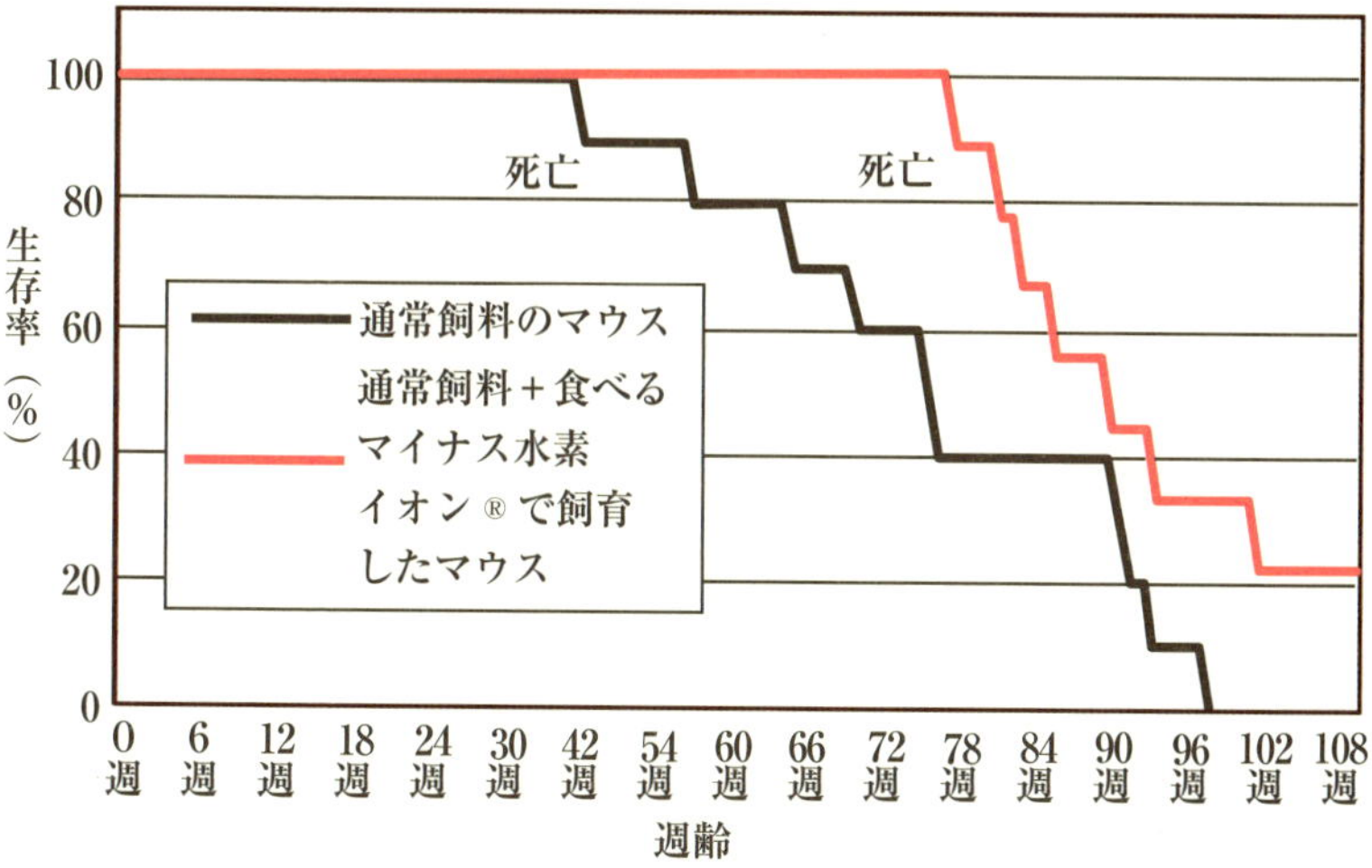

たが、車で移動中にその理化学研究所の研究者から電話がかかってきました。いきなり「植田、何やったんだ！　何を打ったんだ？　こんなに脳内の遺伝子発現パターンが変わることはないんだぞ」という電話だったのですが、それほどに、食べるマイナス水素イオン®パウダーの水素を与えたマウスの群れでは遺伝子の発現パターンが著しく変わっていました。

星子　へえ、すごいですねそれは。

植田　脳の遺伝子発現パターンって、普通ではそんなに変わらないいんですけどね。

星子　やはり遺伝子発現に「食べるマイナス水素イオン®」は関係しているんですね。

植田　初期の実験では生理活性として抗酸化能力が現れ、次いでその後の実験では遺伝子を大々的に動かすという結果が得られた。背景を考えると、通常の物質、通常の水素だけではちょっと説明がつかない。

及川先生は、いったん生体内に水素を取り込むと、カラダの中ではマイナス水素イオンとプラス水素イオンとが生じるというプラズマ状態で存在しているんだというように力説されていましたが、今振り返ると、そういう状態でもないと、あのような遺伝子の発現は出てこないのではないかと合点がいきます。

星子　先ほどシロイヌナズナの例でもありましたが、やはり遺伝子発現に「食べるマイナス水素イオン®」は関係しているんですね。

植田　ええ。でもその発現の仕方は植物と動物とでは少し違うことも分かっています。

たとえばマウスの細胞では、食べるマイナス水素イオン®による発現はサーチュインワンではなく、その下流のフォクソという遺伝子が多くて、ひょっとしてマウスが長寿化した原因はそのサーチュインから始まって下流にいたる遺伝子までが水素で活性化されている可能性はぬぐえません。

広がるマイナス水素イオンの可能性

植田　アメリカはサプリ大国ですが、一方でサプリは摂りすぎるな、という注意書きがたくさんついています。

ところが、水素には使用の注意がまったくない。副作用がないということは水素の大きな特徴ですね。

星子　だから、自分で体調を見て、何錠飲んだら体調がいいなというのを自分で決めるといいんです。私も自分で飲みながら調整していますね。あ、これ足りないなっていうようなことは、自分のカラダでわかることなのでそういう意味でも使い勝手がいいですね、水素サプリは。

植田　そして、食べるマイナス水素イオン®は、大きな特徴がもう一つあって、それは〝食べて吸収することで作用する〟ことなのです。

ラットに酸化物質の色素を注射して、それを消す実験があるのですが、皮膚に色をつけたところに、水素パウダーを溶いた濃い液を塗ってもあまり消えないんですね。ところが、水素を食べさせたラットはその色素を入れても、すぐ消えるんですよ。

星子　食べさせたほうが効果があるということですか？

植田　先ほどのラットの脳の抗酸化能の実験でも、水素パウダーを溶いた溶液を直接塗布したり、あるいは脳に局所灌流した場合に比べて、餌に混ぜて食べるマイナス水素イオン®を摂取させたラットのほうが、ラジカル試薬は速く消えました（図4）。

星子　やっぱり腸から吸収されることが大事なんですね。

植田　1日や2日水素を摂ったからといって、次の日にすぐ効果があるというものではないのですけれど、その後にたんぱくとかを動かすためには、〝水素を食べる〟という方法で継続的に摂り続けていく必要性があるのではないかなと思うんですね。

星子　そういう意味では、老化モデルの実験も長期戦ですね。

植田　モデル動物を2年間飼いながら自然な老化を観察する。長期戦、我慢大会です。

図4　マウスの脳内で活性酸素の消去速度を調べた

食べるマイナス水素イオン®を添加すると、脳内の活性酸素が速く消去される。脳に直接流し込むよりも食べさせたほうがさらに消去時間が短くなった。　In vivo 実験

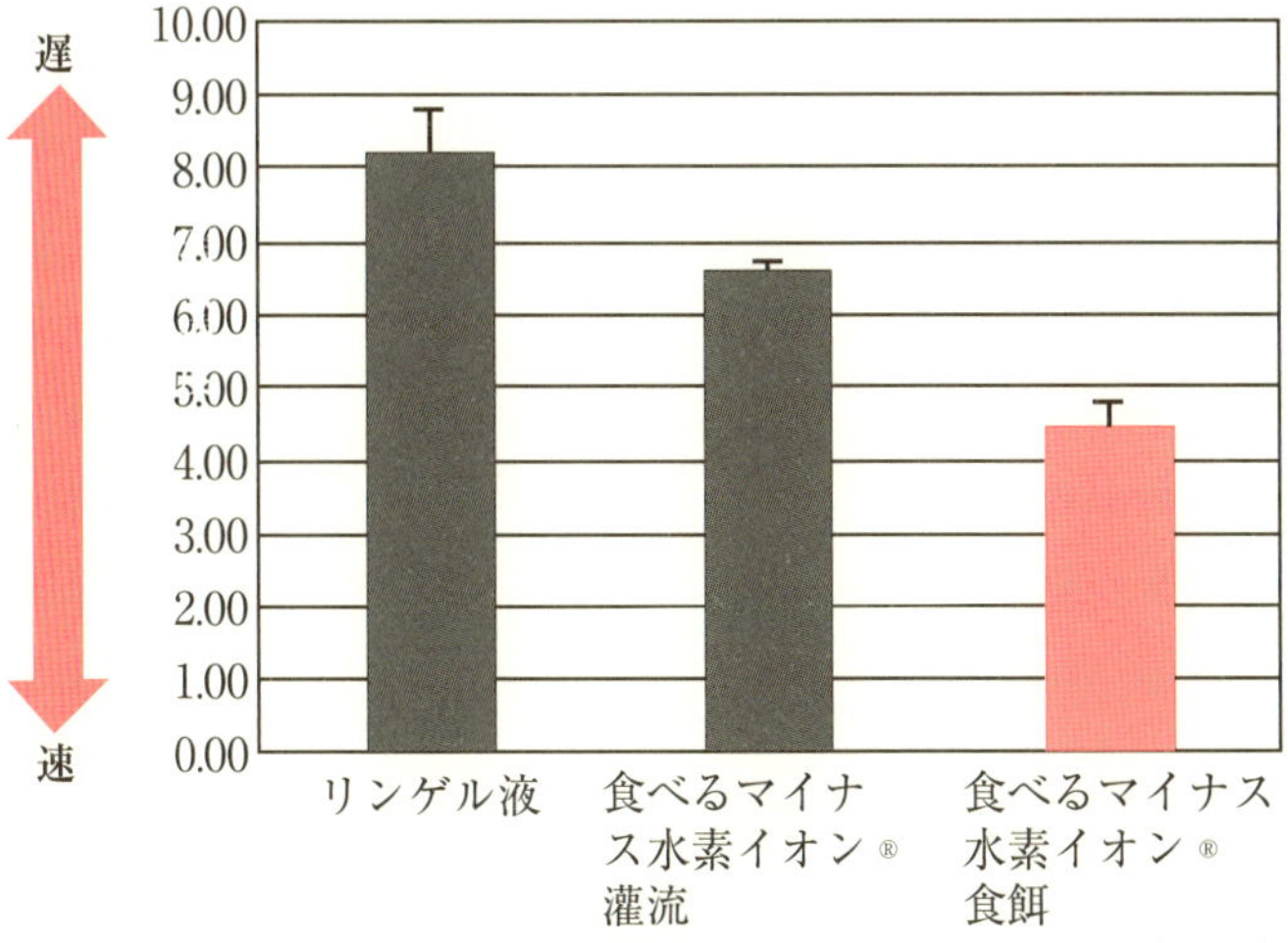

（「マイナス水素イオン食品の抗酸化能研究」植田勇人 共同研究　2007年より）

星子　我慢大会ですか（笑）。患者さんによっても活性酸素の多い少ないがありますね。多い人は水素を飲んで体感があるけれど、少ない人は体感が薄い。また水素を飲むとカルシウム値が少なかった人はカルシウム値が上がり、高かった人は値が下がるということもありますね。とにかく健康な人ほどその効果を実感することが少ないのも、水素の特徴だといえそうですね。

植田　水素についてはまだまだわからないことも多いのですよ。私もまだまだいろいろ研究しています。

星子　水素は骨粗しょう症にも良いといわれますが、2014年に骨の主成分であるハイドロアパタイトがマイナス水素イオンを蓄えることが東工大の研究グループによって明らかになりましたね。骨は血液細胞と免疫細胞をつくり出す大切なところですから、ここにマイナス水素イオンが蓄積されるということは、マイナス水素イオンは今分かっているよりもっと生命活動に関与しているのかもしれないなと思えます。これからますます水素から目が離せませんね。

マイナス水素イオンは今分かっているよりもっと
生命活動に関与しているのかもしれないなと思えます。

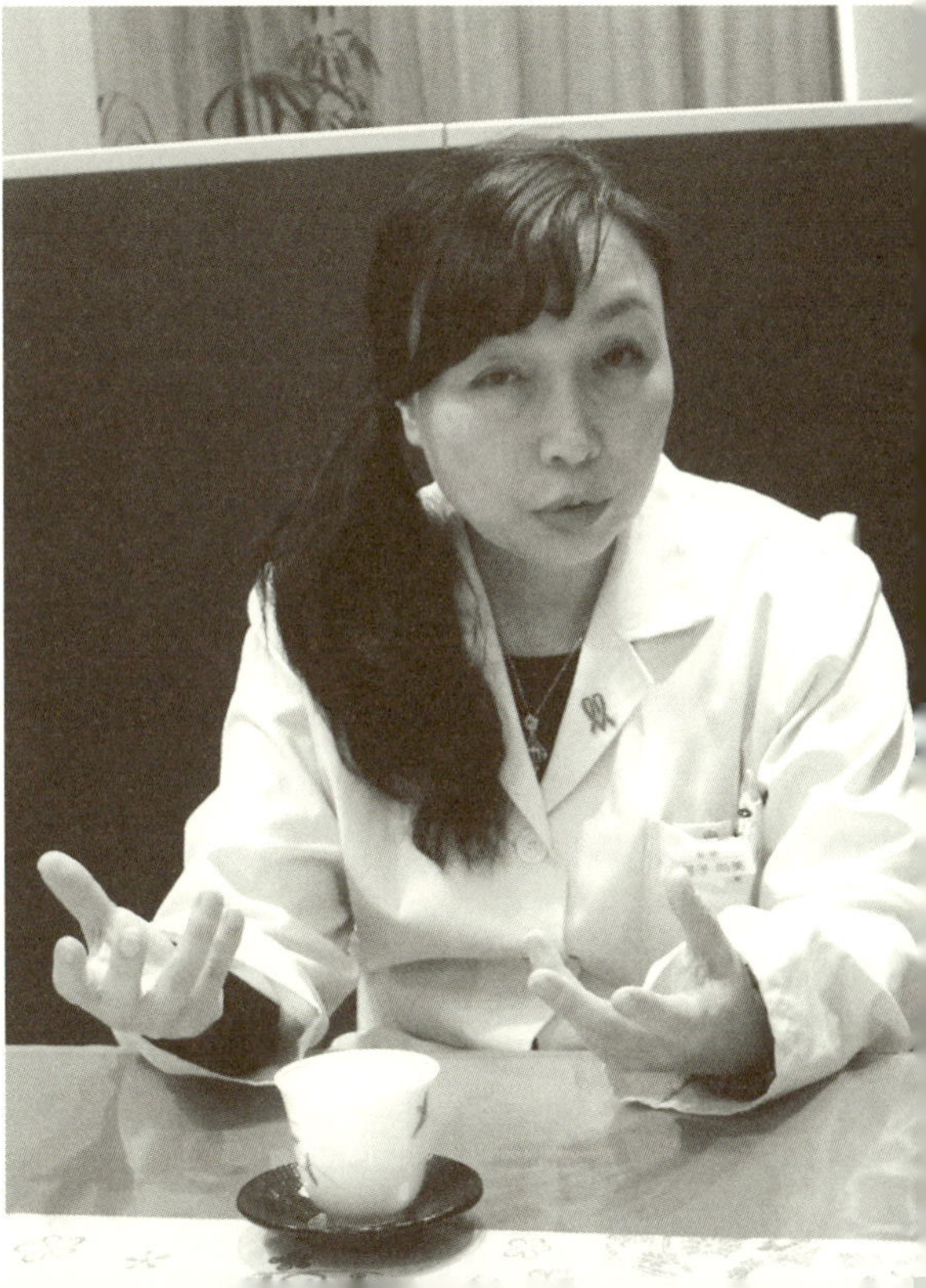

食べるマイナス水素イオン®の開発者

及川　胤昭（おいかわ・たねあき）

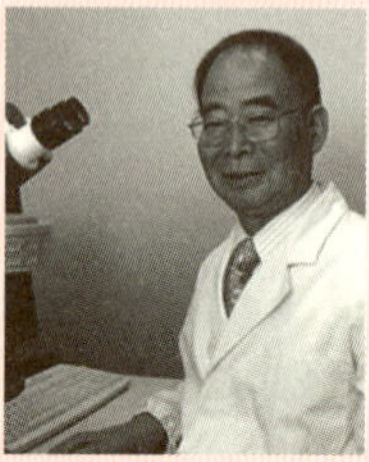

名古屋大学大学院修了。理学博士。
ハワイ大学・山形大学の研究者を経て株式会社 創造的生物工学研究所を設立、株式会社 TAANE の基礎を築く。
妻をガンで亡くしたことをきっかけに、
奇跡の水「ルルドの泉の水」と出会い、
マイナス水素イオンの研究に没頭。
水素の新しい可能性を拓いた。
専門は、哺乳動物の発生学及び生殖免疫学。
第 1 回日本基礎生殖免疫学会大会委員長を務める。
1973 年 Nature 巻頭論文、
1986 年 Newton「細胞に生命が宿るとき」掲載、
他論文多数。著書に『水素の可能性――水素の基礎から医学的検証まで』（扶桑社）『がんが消えた！――マイナス水素イオンの奇跡』（幻冬舎）ともに共著。

あとがき

私は医師になって今年で37年になります。それでもまだまだ人間のカラダの不思議さに魅せられて日々自己研鑽を怠らないように努力しています。自分の経験だけでなく、患者さんからの情報もとても勉強になります。

人間は適切な食べものを摂っていれば120歳以上は生きられるといわれています。センティネリアンという言葉がありますが、これは100歳以上の健康な方をいいます。このセンティネリアンの特徴は「和顔施《わがんせ》」にあります。「やさしいほほえみをもって人に接する」「ニコニコしているだけで他人に施している」。「和顔施」には他人を思いやることができるという共通の性格が見受けられます。自分の欲求ばかりを通す人は健康長寿のための遺伝子を自分で弱らせていることに気づいてください。「和顔施」は自分だけではなく、すべてに繋がっていることを理解していただきたいと思います。

ＮＡＳＡの宇宙飛行士の実験やいろいろな実験により、寿命は遺伝子要因が約25％、環境要因が75％も関与していることが分かっています。〝健康腸寿〟はいかに自分の環境要因を良くするかにかかってきます。人間の意識が遺伝子にも影響し寿命にもかかわることは本当にすごいことだと思います。

医学の父ヒポクラテスの「食べものについて知らない人が、どうして人の病気について理解できようか」という格言は、まさに今の医学の欠点をズバリ言い当てている言葉だと思います。人のカラダは食べたもので作られているという根本を忘れず、予防を最良の医療として考えてください。セルフメディケーションに心がけて皆さんがセンティネリアンになられることを心からお祈りします。

本を企画してくださった方、本を読んでくださった方、ご縁のあった方、すべての方に感謝と愛を込めて皆様の健康と幸せを願い、ペンをおきます。

２０１８年5月

星子尚美

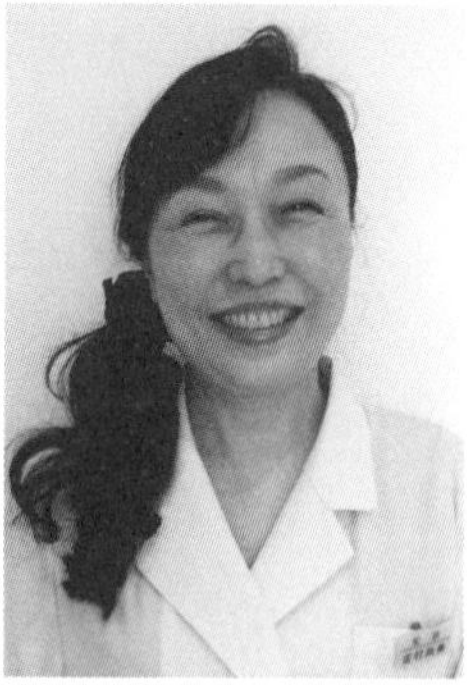

星子　尚美（ほしこ　なおみ）

星子クリニック院長。医学博士。

全人的医療を目指した自由診療のみの代替医療のクリニックを港区高輪4丁目に開業。ガン、生活習慣病などの難病に苦しむ患者の治療と予防医療を行っている。食事療法をはじめとし、腸内洗浄や便移植などの最先端医療を駆使し、患者に優しい、カラダに優しい検査治療を行う。一般的な病院やクリニックとは一線を画すスタイルで治療を行っている。

東京女子医科大学医学部卒業、熊本大学医学部大学院修了。放射線専門医、日本臨床抗老化医学会認定医、高濃度ビタミンC点滴及びキレーション療法専門医、メディカルアロマ専門医などの幅広い資格を取得。

2014年、東久邇宮国際文化褒賞授賞（予防医学に貢献した等）。

著書に『「平熱37℃」で病気知らずの体をつくる』（幻冬舎）など。

参考文献

『体温免疫力——安保徹の新理論！』安保徹　著　ナツメ社
『パンと牛乳は今すぐやめなさい！——3週間で体が生まれ変わる』内山葉子　著　マキノ出版

腸を元気にすると
人生が変わる。
――水素で腸から元気になる。

2018年7月15日
初版発行

著者　星子　尚美

編集制作
マドラコラボレーション

発行
有限会社　パピルスあい
東京都文京区本郷二―二六―三
電子ビル
電話　〇三―六八〇一―九七六六
FAX　〇三―五六八四―三〇五九

発売元
株式会社　社会評論社
東京都文京区本郷二―三―一〇
お茶の水ビル
電話　〇三―三八一四―三八六一

印刷・製本
株式会社シナノパブリッシングプレス

ホームページURL：http://papyrus-i.co.jp